Fluch über Colorella

ein Märchen
*
modernes Edutainment
*
wissenschaftlich basiert

Maria Sommer
Change rocks! Academy

Inhaltsverzeichnis

MARIA SOMMER

Impressum

Haftungsausschluss

Für die Aktualität, Richtigkeit, Qualität und Vollständigkeit der bereitgestellten Informationen und weiteren Informationen übernimmt der Autor/ Herausgeber keinerlei Gewähr.

Haftungsansprüche bzgl. Schäden materieller oder ideeller Art gegen den Autor/Herausgeber, sind grundsätzlich ausgeschlossen, sofern seitens des Autors/Herausgebers kein nachweislich vorsätzliches oder grob fahrlässiges Verschulden vorliegt. Dies beinhaltet auch Schäden, die durch die Nutzung oder Nichtnutzung der offerierten Informationen bzw. durch die Nutzung fehlerhafter und unvollständiger Informationen verursacht wurden.

Alle Angaben im Buch spiegeln die eigene Meinung des Autors wider und wurden von diesem mit größter Sorgfalt und nach bestem Wissen und Gewissen recherchiert.

Es gibt keine Garantie dafür, dass alles genau so, bei jedem Leser, zu genau den gleichen Ergebnissen führt. Der Autor und/oder Herausgeber kann für etwaige Schäden jedweder Art aus keinem Rechtsgrund eine Haftung übernehmen. Der Buchinhalt kann eventuell nicht zu jedem Leser passen und eine faktische Umsetzung getätigter Empfehlungen erfolgt ausdrücklich auf eigenes Risiko des Lesers.

Der Autor/Herausgeber betont, dass er/sie kein ausgebildeter Rechtsanwalt/Jurist bzw. Arzt/Naturwissenschaftler ist und all seine Ratschläge eine Rechtsberatung bzw. medizinische Empfehlung weder ersetzen noch eine solche darstellen sollen. Er gibt nur seine persönliche Erfahrung wieder.

Urheberrecht

Über den Autor

Maria Sommer arbeitet seit mehreren Jahren als Coach und Trainer. Sie studierte Internationale Unternehmensführung unter anderem in den USA und Frankreich. Anschließend war sie mehrere Jahre als Unternehmensberater tätig. Sie lernte dabei sehr viele Menschen unterschiedlichen Alters, unterschiedlicher Nationalität, unterschiedlichen sozialen Backgrounds kennen: Menschen mit eigentlich immer denselben Problemen.

Als Profiler hat sie zusätzlich Menschen strukturiert geholfen, privat und beruflich den richtigen Weg einzuschlagen.

Des Weiteren ist sie durch ihre drei eigenen Kinder täglich motiviert, täglich am Lachen und täglich am Lernen und täglich am Kämpfen. Sie ist ehrenamtlich als lizensierter Leichtathletik-Trainer Wettkampfsport im Kinder- und Jugendbereich tätig.

Schließlich hat Maria Sommer ihre Berufung als Coach bei der renommierten St. Galler Coaching Akademie nach dem St. Galler Werte-Orientierten Coaching Modell gefunden, denn dies spiegelt Ihre persönliche Einstellung wider:

> ‚Nur durch Bewusstmachen der eigenen Werte und der Kongruenz dieser Werte mit den zu erreichenden Zielen ist Erfolg im Beruf und im Privatleben möglich.‘

Sie erarbeitet in ihren Seminaren mit Unternehmern und auch Privatpersonen (Erwachsenen, Kindern, Teenagern) gemeinsam an der Wert-orientierten Ausrichtung ihres Unternehmens, ihrer Berufstätigkeit und ihres Lebens. Als Life-Coach hat sie in den letzten Jahren den Weg des Emotions-basierten und Werte-fokussierten Coachings eingeschlagen. Diese Veränderungsbegleitung ermöglicht Menschen an ihre innersten Bedürfnisse zu gelangen und störende Hemmnisse wie Ängste und Negativerfahrungen zu neutralisieren. So – und nur so - ist wahre Veränderung möglich! Ein leichteres selbstbestimmtes Leben wird den Coachees nun zugänglich.

Edutainment-Angebote in Form von Camps, Workshops und Büchern konzipiert Maria Sommer bereits seit längerem.

Edutainment

= Entertainment   + Education

Diese leichte und doch tiefgehende Mischung aus Spaß & Event auf der einen Seite und Lernen & Weiterentwicklung auf der anderen Seite fasziniert sie und kommt nicht nur bei Teenagern sehr gut an!

Warum dieses Buch?

Lieber Leser,

ich freue mich, dass so viele märchen-begeisterte Frauen, Männer, Eltern, Senioren, Teenager und Kinder zu diesem Buch gegriffen haben!

Ich darf Sie duzen? Ja? Ok, vielen Dank!

Folgende Gedanken haben mich nachdenklich gestimmt. Was hältst du davon?

Zitat: „Das Ich vermessen – und es dann "besser" machen: Selbstoptimierung ist ein aktuelles Leitbild, aber was genau versteht man darunter? Ist alles, was "mich" besser macht, auch gut? Und wer legt die Selbstoptimierungs-Ziele und die dahinterstehenden Wertmaßstäbe und Ideale fest?

Begriffsklärung: Selbstoptimierung ist ein sehr kontrovers diskutiertes aktuelles gesellschaftliches Leitbild oder Orientierungsmuster für die individuelle Lebensgestaltung: Jeder und jede soll das Beste aus sich und seinem Leben machen. Von Trendforschern wird das 21. Jahrhundert als "Zeitalter der Selbstoptimierung" ausgerufen, und Soziologen sprechen von "Optimierungsgesellschaften", weil menschliche Optimierungsbestrebungen eine bislang unbekannte Präsenz, Radikalisierung und öffentliche Aufmerksamkeit erlangten.“

Quelle: Bundeszentrale für politische Bildung

Diese Zeilen haben mich davon abgehalten, einen Ratgeber zu verfassen!

Doch wie vermag ich dem einen wirklich wichtigen Wert - unserer Gesundheit - Tribut zu zahlen?

Florella erkennt mithilfe der sieben Weisen den Zusammenhang zwischen Stress – schlechter Ernährung – vergrabenen emotionalen Ballast – Depression - Schlafmangel – Übergewicht – Passivität – Isolation - Energielosigkeit – vorzeitigem Altern. Das eine funktioniert nicht, wenn die anderen Bereiche nicht im Lot sind. Gelingt es ihr aus diesem Teufelskreis auszubrechen?

Ich darf Sie duzen? Ja? Ok, vielen Dank! ... denn ich fühle mich allen Lesern durch gleichartige tägliche Erfahrungen und Herausforderungen des Lebens verbunden.

Pointierte Grafiken sowie bildliche Zusammenfassungen in Form von Piktogrammen verzaubern komplexe chaotisch erscheinende Zusammenhänge in einfache für jeden beschreitbare Wege.

Dieses Buch ist allen nicht-perfekten Gesundheits-Willigen gewidmet: ein praxisnahes Buch in verständlicher Sprache eingebettet in ein verzauberndes Märchen.

Es wird der Einfachheit halber eine Gender-neutrale Anrede verwendet stellvertretend für männlich, weiblich, sächlich...

Lieber Leser, lehn' Dich nun zurück, mach's Dir gemütlich! Du musst ausnahmsweise mal gar nichts tun!

Entspann Dich und lass Dich entführen in das herrliche Märchen ‚Fluch über Colorella'.

Ich wünsche dir nun eine spannende und anregende Lektüre!

Deine Maria Sommer

Es war einmal...

... eine junge Frau, welche den schönen Namen Florella trug. Florella war eigentlich einst die Prinzessin von Colorella, lebte nach einer alles verändernden Begebenheit mit sieben Weisen und einer Freundin in einer Siedlung nahe dem Walde.

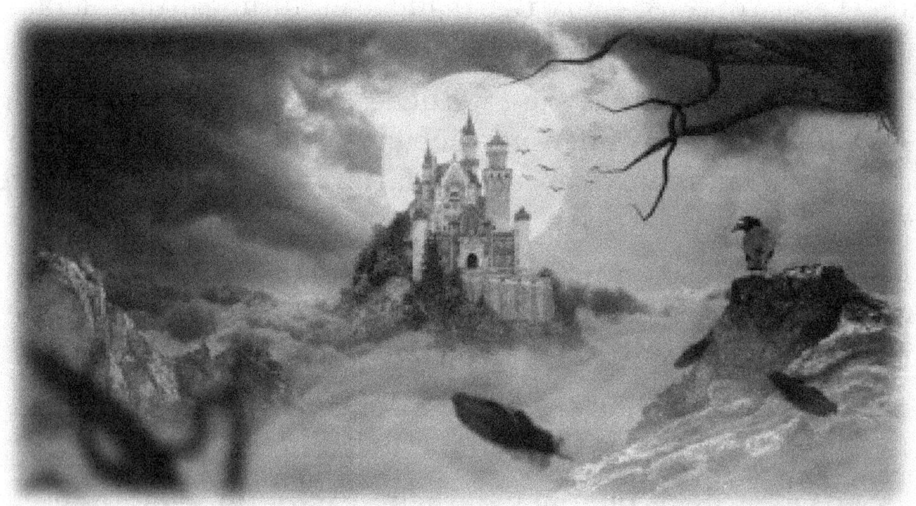

Das Leben könnte so schön sein, doch leider ging es Florella nicht so gut. Sie und ihr Reich Colorella wurden nämlich vor vielen Jahren von einer merkwürdigen Zauberin Invisibilia verflucht! Der Wald ist seither von schwarzem Pech überzogen. Alles ist schwarz - alles Sichtbare, alles Unsichtbare.

Und seitdem steht Florella mit sich und mit dem Leben generell auf Kriegsfuß:

Übergewicht und bereits leichte gesundheitliche Beeinträchtigungen machten den Alltag schwergängig. Körperliche Aktivitäten strengten sie enorm an. Sie war oft müde, da sie vor Sorgen schlecht schlief und eigentlich permanent müde war.

Da sie einer anspruchsvollen Arbeit nachging und sich auch um ihre Patenkinder kümmern musste, blieb wenig Zeit für Schönes. Florellas Stresslevel war stets hoch. Und bei Stress war sie faktisch steuerungsunfähig: stopfte alles in sich hinein, was an Leckereien herumlag, um runterzukommen.

Obwohl sie erst 40 Jahre jung war, zeigten sich bereits Altersflecken auf ihren Händen und ihre Haut wurde von Falten durchzogen. Sie sah beinahe aus wie 100!

Auch Ihrer Psyche ging es miserabel: pessimistisch und traurig war sie; depressive Episoden waren an der Tagesordnung.

Da sie stets müde und kaputt war, aß sie vollkommen gefrustet auch eher ungesunden Kram, sie hatte einfach keine Energie, frisch zu kochen und gesunde Snacks zu naschen.

Und nein, an Sport war gar nicht zu denken, sie hatte Null Energie dafür übrig. Sie legte lieber jeden noch so kleinen Weg per Kutsche zurück.

Und ja, sie fühlte sich trotz ihrer acht Mitbewohner einsam, ihre letzte Beziehung war einige Jahre her. Oft aß sie sich mit Schokolade die Einsamkeitsgedanken von der Seele.

Um es zusammenzufassen: Florella war übergewichtig, ernährte sich ungesund, bewegte sich kaum, war depressiv, übermüdet, energielos, gestresst, alterte frühzeitig, fühlte sich aus tiefsten Herzen einsam und sehnte sich nach Nähe. Ja, so war es um Florella bestellt.

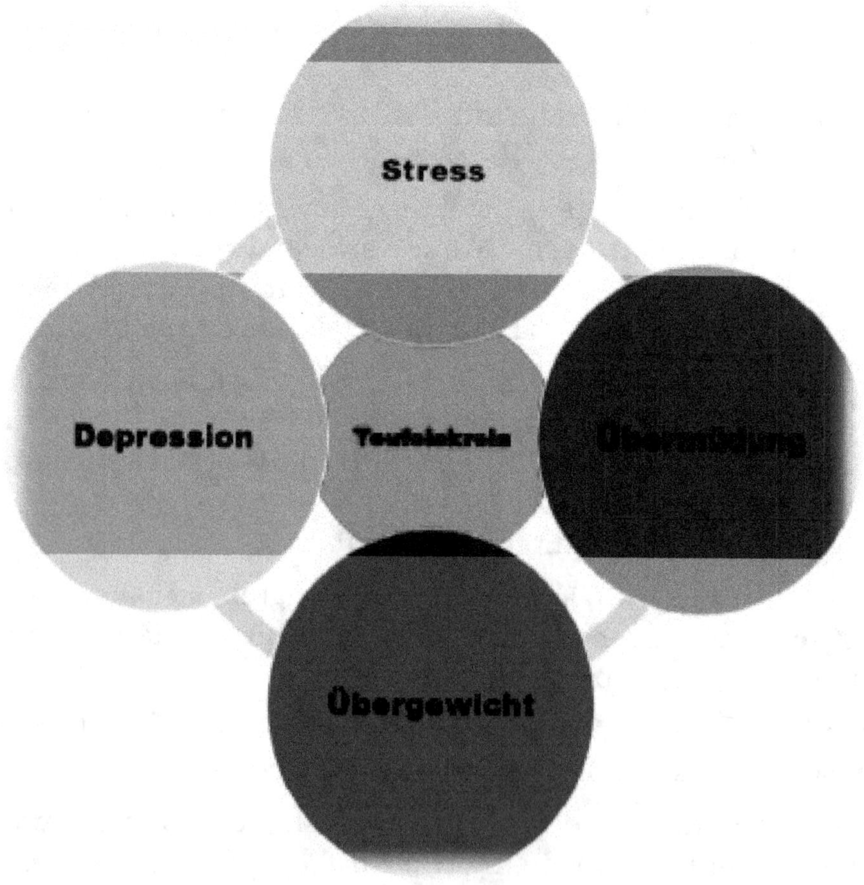

Nun bist du aber sicher schon auf Florellas Freunde gespannt?! Übrigens die sieben Weisen sind Brüder und Structurella ist deren Schwester. Structurella ist derzeit verreist, sodass ich sie dir an späterer Stelle vorstellen werde.

Medicus ist wie sein Name schon sagt, promovierter Arzt und ist stets da, wenn ihn jemand um ärztlichen Rat bittet. Er ist von Haus aus Internist und Facharzt für Ernährungsmedizin.

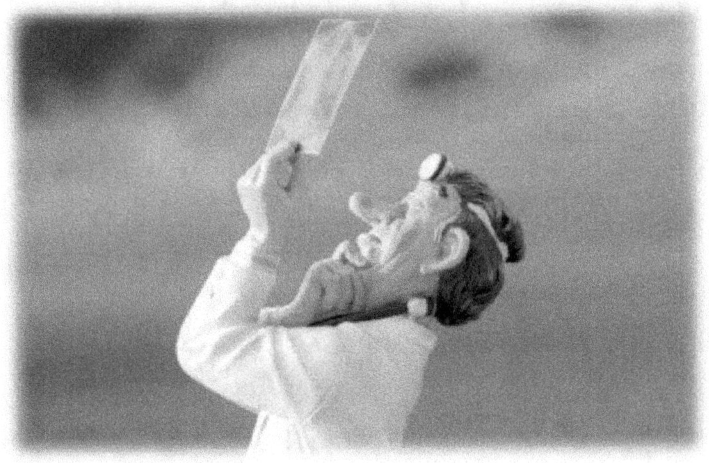

Salus ist Medicus bester Freund und lebt eher asketisch, schlicht und eher unter Seinesgleichen. Er zieht seine Kraft aus regelmäßigem Heilfasten.

Olympus ist da ganz das Gegenteil: stets in Bewegung, liebt er es,

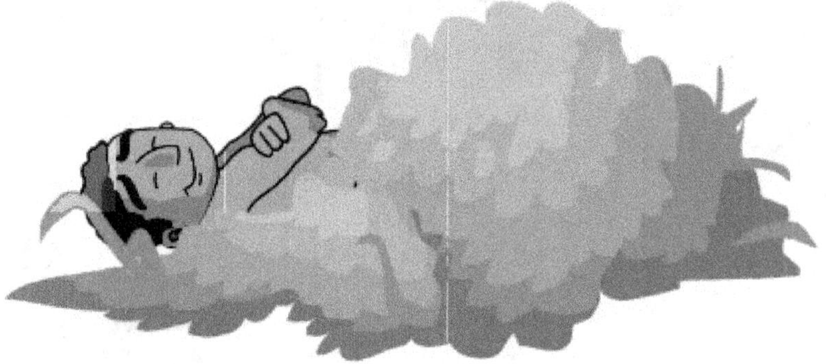

alle möglichen Sportarten und Adrenalin-Kicks auszutesten. Ruhe kennt er nicht. Sport und Bewegung in jeglicher Form bereiten ihm Vergnügen, eine Kutsche besitzt er gar nicht.

Somniculus ist Olympus Freund und das ganze Gegenteil von diesem: er lässt es eher gemütlich angehen, schläft gerne und viel und schöpft daraus seine Kraft. Er ist stets gut ausgeschlafen.

Psychologus ist der empathischste von allen sieben Weisen. Er ist Kopf-Arzt, der ein Fingerspitzengefühl bezüglich der Wehwehchen von Herz und Seele hat. Bei Liebeskummer oder sonstigen menschlich-emotionalen Problemen ist er stets

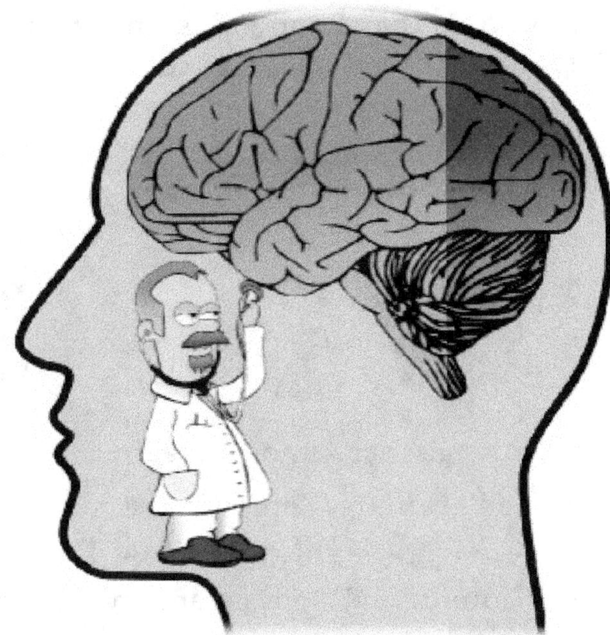

zum Reden da.

Relaxatio ist der coolste von allen, denn er ist stets super relaxt. Seine täglichen Yoga- und Mental-Training-Sessions laufen oft über Stunden. Ihn lässt so einfach nichts aus der Ruhe bringen, denn Stress ist für ihn ein Fremdwort.

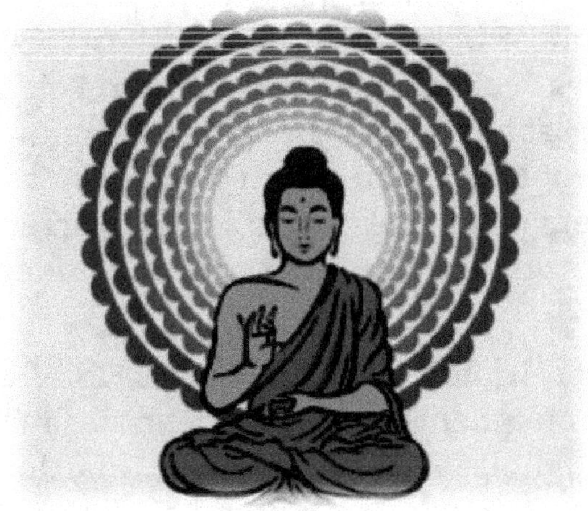

Victus ist der Koch der Kompagnons, denn er liebt Essen. Er ist ein wahrer Zauberer, was das Kreieren neuer frischer gesunder Gerichte angeht. Er verwöhnt seine Freunde nur zu gerne mit allem was Garten und Natur zu bieten haben. Er ist ein begnadeter Gastgeber und lädt leidenschaftlich gerne zu Party, Brunch

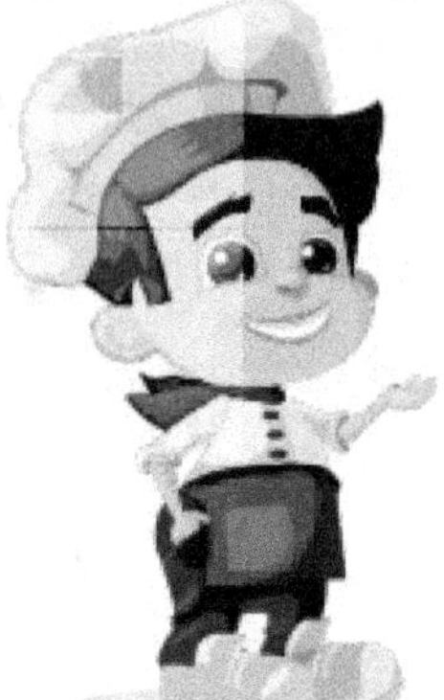

und Dinner in magischer Atmosphäre ein.

So nun kennst du Florellas Kompagnons!

Grundsätzlich leben alle friedlich zusammen, wenn da nicht der Fluch über Florella und dem gesamten Reich Colorella liegen würde…

Florella sowie der gesamte Wald sind mit Pech überzogen und dieses Pech verhindert jede Bewegung, jedes Erblühen, jede Farbe, jedes neue Leben, jede Freude.

Dieser Fluch kann nur dadurch gebrochen werden, indem irgendwo im Reich acht Bewohner magische Prüfungen bestehen würden. Erst dann würde alles Pech vom Wald und ihrem Reich abfallen. Das Problem bei der Sache war leider nur, dass niemand wusste, um wen und um welche Prüfungen es sich handelte. Man hattes es aufgegeben, dass jemals wieder Leben im schwarzen Pech-Wald gedeihen und alles wieder bunt, lebendig und voller Freude sein würde.

Den Männern fiel in letzter Zeit immer öfter auf, dass es Florella nicht gut ging und sie sich immer mehr zurückzog, denn sie fand sich zu dick und unattraktiv, fühlte sich krank, müde, kraftlos und hatte immer wieder Depressionen. Die Einsamkeit fraß sie auf. So verliess sie kaum noch privat das Haus.

Eines Tages, als sie von der Arbeit nach Hause laufen musste, da die Kutsche nicht kam, und sie vor Schmerzen weinend auf der

Treppe saß, kam Psychologus vorbei und fragte, was los sei. Sie sagte nix und schwieg. „Hm" dachte er. „Das muss ich mir genauer anschauen. Ich muss herausfinden, warum sie so unglücklich ist!"

Beide gingen gemeinsam in die Küche und setzten sich an den großen Holztisch.

Victus, der Koch, war dabei etwas zu köcheln und bot Ihnen einen Kräuter-Tee an. So tranken sie zu dritt den leckeren Tee. Aber Florella schwieg immer noch. Da kam Olympus vorbei und fragte die Runde, ob sie nicht Lust hätten, ihn am Abend in eine Rollschuh-Disco im benachbarten Königreich zu begleiten und gemeinsam Inliner zu fahren. Victus und Psychologus nickten, Florella jedoch fing erneut bitterlich an zu weinen. „Oh, entschuldige Florella, habe ich was Falsches gesagt? Ich wollte dich nicht zum Weinen bringen! Entschuldige bitte!" sagte Olympus völlig ratlos.

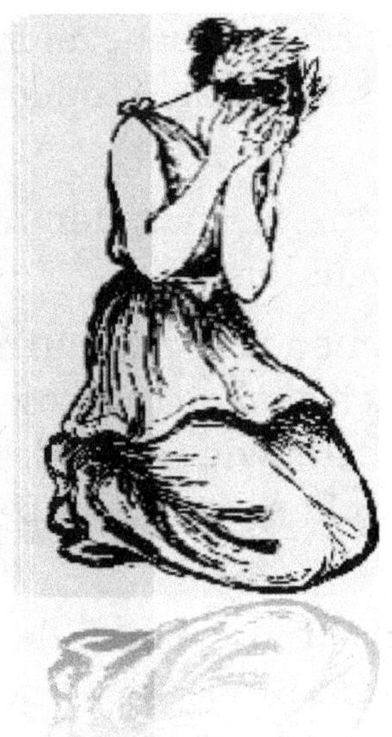

„Nein, nein, du musst dich nicht entschuldigen... es ist nur so, dass... dass... dass ich da auf keinen Fall mitkommen kann, weil ich nicht so sportlich bin... und warum sollte ICH in eine Disco gehen?"

Betretenes Schweigen in der Runde...

„Ich bin einfach viel zu dick, hab Depressionen, bin kaputt, habe Null Bock auf irgendetwas und fühle mich wie Hundert! Ausgehen mag ich nicht wirklich." klagte Florella schluchzend.

Mittlerweile haben sich die anderen fünf Männer in der Küche versammelt und hörten Florella zu Tränen gerührt zu. Nur einer fehlte: Somniculus, der mal wieder noch schnarchte. Salus weckte ihn: „Raus aus den Federn, Du Langschläfer!" brüllte er in Somniculus Zimmer.

Als dieser endlich aus seinem Zimmer trottete, klärten ihn seine Brüder über Florellas Situation auf. Somniculus hörte sich alles an und sinnierte eine gefühlte Ewigkeit über die geschilderte Problematik. Stille...

Plötzlich hob er an zu sprechen: „Ich möchte Dir etwas erklären, Florella. Du musst verstehen, dass dein Übergewicht direkt mit deiner Schlafqualität zusammenhängt. Nicht zuletzt deshalb schlafe ich immer gerne tief und lange" lächelte er. „Ich habe mich diesbezüglich viel belesen und sogar wissenschaftliche Studien herangezogen."

„Ich denke, Du solltest erst einmal anfangen, zu analysieren, warum es dir so schlecht geht" fügte Psychologus hinzu.

„Dafür erkläre ich dir erst einmal den Zusammenhang zwischen Schlaf und Ernährung." begann Somniculus. „Ich denke, insbesondere unser Super-Koch Victus wird erstaunt sein, wie Schlaf die Ernährung eines jeden von uns beeinflusst. Macht es euch gemütlich und hört einfach nur gespannt zu:

Das Hormon Somatotropin wird vorwiegend in der Phase des Tiefschlafes produziert. Fällt der Tiefschlaf zu kurz aus oder sind die einzelnen Schlafphasen verschoben kommt es zu keiner ausreichenden Ausschüttung."

„Warum ist denn Somatotropin so wichtig?" fragte Florella.

„Nun", entgegnete Somniculus „Bei Kindern trägt Somatotropin zum Knochen- und Muskelaufbau bei. Kinder in der Pubertät produzieren dieses Hormon verstärkt. Im Volksmund ist deshalb die Bezeichnung ‚Wachstumshormon' geläufig.

Aber auch bei uns Erwachsenen spielt es in punkto Muskelaufbau, Blutkreislaufförderung sowie Fettabbau eine wesentliche Rolle."

„Übrigens" ergänzte Olympus „wird Somatotropin folglich leider auch als Dopingmittel missbraucht!"

„Ja, das stimmt" bestätigte Somniculus. „Der menschliche Körper regelt die Produktion und Ausschüttung von Somatotropin sehr genau. Stress und sein Hormon Kortisol hemmen die Wirkung von Somatotropin."

„Aha!" erkannte Florella „Wenn ich also vor lauter Sorgen zu wenig schlafe und schlecht durchschlafe, habe ich zu wenig Somatotropin. Das hat zur Folge, dass jede Menge Kreisläufe gestört sind: Muskeln werden nicht aufgebaut, Fett nicht abgebaut und der Kreislauf läuft auch nicht richtig rund."

„Genau!" bestätigte Somniculus. „Und noch zwei weitere Hormone namens Leptin und Ghrelin wirken sich auf das Hungergefühl aus."

„Leptin – ebenfalls produziert im Schlaf - hat eine appetitbremsende Wirkung. Ghrelin – gebildet im wachen Zustand – regt den Appetit an. Die Interrelation trägt zum wünschenswerten und zügigen Einschlafen und im Gegenzug zum adäquaten Aufwachprozess bei."

Medicus fasste zusammen: „Fazit: Schlaf steuert den Regelkreis von Hungergefühl und Sättigungsgefühl. Ein gesunder Schlaf unterstützt unsere Gesundheit und Leistungsfähigkeit. Wisst ihr, eine Studie der Universität Harvard an Teenagern legte dar, dass Menschen, die weniger als acht Stunden schlafen, sich eher Fett- und Zucker-lastig ernähren und eher übergewichtig, adipös oder fettleibig sind. Es wird angenommen, dass die Ursachen im Hormonsystem liegen."

„Ja, und die Versuchung, dass man einfach Hormone geben kann, um Fettleibigkeit auf den Leib zu rücken, liegt nahe!" fügte Psychologus hinzu.

„Aber diesen Gedanken kann man gleich wieder verwerfen, denn es ist zwar richtig, dass zum einen viele Hormone und Botenstoffe synthetisch hergestellt werden können. Aber zum anderen spielen ganz viele Wechselwirkungen eine Rolle. Das Metier lässt bis dato noch sehr viel Spielraum für die Forschung" erklärte Medicus.

„Gut" sagte Florella „Nur leider habe ich auch Depressionen und bin deshalb nun mal total antriebslos, voller Sorgen und kann schlecht einschlafen. Was kann ich denn dagegen tun?"

„Da hätte ich ein paar Tipps für dich, damit du lernst zu entspannen." entgegnete Relaxatio.

„Ja ok, das ist gut, Entspannung sollte sie auch lernen, aber zuerst einmal muss sie den Zusammenhang zwischen Bauchfett und Depressionen verstehen." gab Psychologus mit erhobenem Zeigefinger zu bedenken.

Er begann zu erklären: „Zytokine – also die Entzündungsauslöser in unserem Körper - werden im Bauchfett gebildet. Und aufgepasst: Ein erhöhter Zytokin-Pegel kann zur Entstehung von Depressionen führen, da Zytokine die Botenstoffe des Gehirns, wie Serotonin beeinflussen. Serotonin wird nur noch vermindert produziert, was sich in schlechter Laune, Depressionen, Reizbarkeit, Antriebslosigkeit, Müdigkeit etc. äußert."

„Ja!" entgegnete Olympus: „Der direkte Zusammenhang zwischen dem Wachstum der Adipösen, also salopp gesprochen: der Dicken, und der Ausbreitung der Krankheit Depression in Industrieländern ist nicht von der Hand zu weisen."

„Ja, und wisst ihr was, einen weiteren Einfluss auf Übergewicht und Psyche hat?" fragte Medicus.

„Was denn noch?" fragte Florella völlig bedient von so vielen negativen Informationen. Auch seine sechs Brüder schauten mit offenen Mündern, was ihr Bruder Medicus nun noch zu berichten wusste.

„Das sind die erst seit 1984 entdeckten Adipokine!" löste Medicus die Spannung auf. „Diese endokrin aktiven Proteine aus dem Fettgewebe - wie Zytokine oder Peptidhormone - wirken sich auf Stoffwechsel, Energiehaushalt und das Hungergefühl aus."

„Was bedeutet endokrin"? fragte Florella.

Medicus antwortet: „Endokrin heißt Drüsen-aktivierend. Das bedeutet, die Adipokine besitzen die Frechheit, einfach in die Tätigkeit der Drüsen einzugreifen. Ein Endokrinologe ist übrigens der Facharzt für alle Drüsen im menschlichen Körper."

„Seit 1984 wurden mittlerweile weit über 100 verschiedene Adipokine entdeckt. Jedoch muss man die Einzelfunktion eines einzelnen Adipokins wegen der unzähligen Interdependenzen relativierend sehen." gab Medicus zu bedenken.

„Adipokine sind also das Bindeglied zwischen Immunsystem und Stoffwechsel: Bei Hunger steigt die Produktion der entzündungshemmenden Adipokine und bei Gewichtszunahme wachsen die Entzündungsherde im Körper. Letztere sind auch Mitauslöser von Bluthochdruck, Diabetes und Arteriosklerose."

„Das bedeutet, Florella, du müsstest deshalb viszerales Bauchfett abbauen" stellte Olympus nüchtern fest.

„Erwachsene haben nur noch wenig braunes Fettgewebe. Das ist das Fettgewebe, welches Fett verbrennt, also durchaus gesund im Gegenteil zu weißem Fettgewebe, welches Fett speichert" ergänzte Medicus.

„Gibt es denn irgendwelche Tricks, wie man das braune Fettgewebe wieder aktivieren kann?" fragte Florella.

„Ja!" rief Olympus enthusiastisch „Deine körpereigene Heizung wird zum Beispiel durch kaltes Duschen, Bewegung, Sport, weniger Heizen in Gang gebracht."

„Und scharfe Gewürze tragen auch dazu bei, dass braunes Fettgewebe aktiviert wird" fügte Victus stolz hinzu.

„Ok!" flüsterte Florella „Wir haben auch gelernt, dass weißes Bauchfett gar nicht gut ist und schleichend krank macht. Medicus, was muss man denn jetzt konkret tun, um intraabdominales viszerales Bauchfett loszuwerden?"

Salus gab zu bedenken: „Nein! Die sich immer mehr verbreitenden Schönheits-OPs wie Fettabsaugungen gehören auf keinen Fall dazu, denn hierbei kann nur subkutanes Fett, das heißt Unterhautfettgewebe, abgesaugt werden. Zur Erklärung: ein ‚Schwabbelbauch‘ bedeutet meist subkutanes Fett."

„Auch durch Hungern verliert der Körper zuerst Wasser und subkutanes Fett" ergänzte Victus.

Olympus erklärte: „Bei dicken Menschen mit sehr straffen Körpern haben sich Muskeln faktisch über dem viszeralen ‚schlechten‘ Fettgewebe gebildet."

„Ja!" bestätigte Victus „Letzterem rückt man nur durch eine tatsächliche Ernährungsumstellung in Verbindung mit Bewegung zu Leibe, und diese Ernährungsumstellung kann durchaus geschmackvoll sein: frisches Gemüse, Nüsse, Kerne, Körner, native Pflanzenöle und eben regelmäßige Bewegung. Die Dosis kann jeder für sich wählen. Ein Fitnesstracker mit Schrittzähler motiviert ungemein, Florella, versuch das mal! Die gibt es im Nachbarkönigreich der Bunten Weite zu kaufen."

„Kannst du mir bitte nochmal alles zusammenfassen, was da in meinem Körper so alles passiert, Medicus? Das Ganze ist schon ganz schön komplex, und…

…ich dachte immer ich bin selbst schuld, dass ich so dick und schlecht drauf bin…!" sprach Florella kaum hörbar.

Medicus begann nochmal zu erklären: „Bauchfett bei adipösen Menschen aber auch der Bierbauch bei schlanken Personen, mischt sich also leider auch in den Stoffwechsel ein, beeinträchtigt die Immunabwehr und greift sogar in die Psyche der Betroffenen ein. Signalstoffe des Immunsystems, Zytokine, werden im Bauchfett gebildet und verursachen Entzündungsprozesse im gesamten Körper. Das hast du jetzt verstanden, nicht wahr?!"

„Das Fettgewebe adipöser Menschen – insbesondere eben das

Stoffwechsel-aktive Bauchfett - produziert erhebliche Menge an Zytokinen. Eine erhöhte Zytokin-Produktion kann auch zur Entstehung von Depressionen beitragen, da Zytokine Einfluss auf diverse Botenstoffe unseres Gehirns haben. So senken Zytokine die Produktion von Serotonin."

„Wenn ich mir das alles zu Gemüte führe, dann muss ich mir ja auch Sorgen um meine Paten-Kinder machen, denn die sind ja offensichtlich auch etwas moppelig.

Medicus Miene wurde ernster: „Ja, Florella, das ist richtig, Übergewicht bei Kindern ist ein gesellschaftliches Problem in vielen Königreichen. Man muss sich immer wieder bewusst machen, dass Eltern Vorbild auch in Punkte Ernährung und Übergewicht für ihre Kinder sind. Übergewichtige Eltern erhöhen die Wahrscheinlichkeit, dass das Kind auch übergewichtig wird. Je übergewichtiger ein Kind ist, desto wahrscheinlicher setzt sich dieser Zustand im Erwachsenenalter fort. Übergewicht hat bekanntermaßen negative Folgen für fast alle Organsysteme."

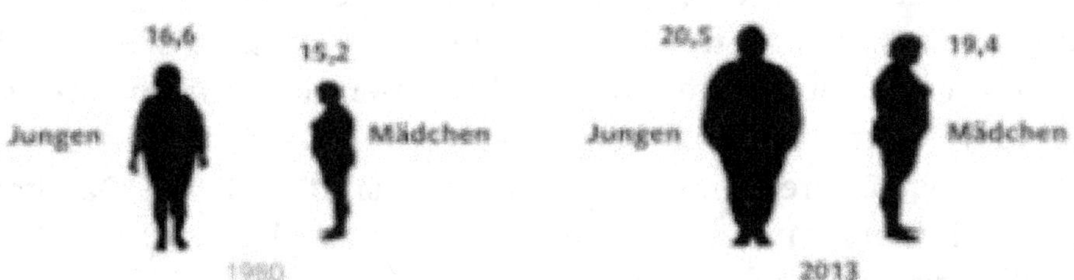

Quelle: Welt Infografik

„Achtung, Übergewicht hat aber auch noch einen psychosozialen Aspekt!" rief Psychologus mahnend. „Der seelische und soziale Aspekt von Übergewicht darf daher nicht außer Acht gelassen werden, weil solche Einflüsse tiefe Spuren in der Seele eines jungen Menschen hinterlassen können."

Florella murmelte kleinlaut „Ja, und ich geh kaum noch unter Leute aus Scham und weil alles so müßig ist, man mich mustert und mir das eigentlich total unangenehm ist. Deshalb meide ich meist die Öffentlichkeit." sagte sie kaum hörbar.

„Für Kinder bedeutet das: Sportliche Aktivitäten mit den ach so wichtigen Gleichaltrigen werden für viele adipöse Kinder zum Spießrutenlauf." gab Olympus zu bedenken. „Eine subtile soziale Ablehnung erfolgt in einer Size-Zero-fokussierten Gesellschaft. Kinder und Jugendliche sind oft grausam: Hänseln und Mobbing gehört zum Alltag in Schulen und sozialen Netzwerken. Das Problem Online-Mobbing ist auch in unserem Reich allgegenwärtig"

Psychologus raunte: „Daraus resultieren kann eine schleichend entstehende Isolation. Stress, Ängste und Depressionen sind mögliche Folgen und münden in einen Teufelskreis. Diesen zu durchbrechen bedarf es dringend externer Hilfe. Liebe Florella, ich bin so froh, dass du dich uns öffnest. Ich wünschte, mehr Menschen würden dies tun und handeln, denn der Leidensdruck depressiver Eltern oder eines übergewichtigen Kindes sind groß und bedürfen gegebenenfalls externer Hilfe."

Florella sah ernst in die Runde und offenbarte ihre Gedanken „Wisst ihr, liebe Freunde, depressiv zu sein ist ja irgendwie auch ein totales Tabu. Wer redet schon gerne darüber, ohne blöd angekuckt zu werden. Gerade in der dunklen Jahreszeit ist der berühmte Winter-Blues in verschiedenen Schattierungen weit verbreitet: von Melancholie, über depressive Episoden bis hin zu starken Depressionen. Die Grenzen sind fließend. Das kenn ich auch von Freunden. Depressionen sind weiter verbreitet, als landläufig zugegeben wird."

Psychologus sagte mit lauter und bestimmter Stimme: „Ich möchte nochmal darauf hinweisen, dass Depressionen eine Krankheit darstellen: Bei Depressionen ist die Menge des Botenstoffs Serotonin im Gehirn vermindert. Deshalb werden zur Behandlung von Depressionen Substanzen eingesetzt, die den Serotonin-Spiegel heben."

„Wisst ihr, liebe Freunde, die Zahlen der Stiftung Deutsche Depressionshilfe alarmieren: Demnach erkranken ca. 5,3 Mio.

Menschen an einer unipolaren Depression, welche einer Behandlung bedürfen. Sie sind auch häufig Ursache der ca. 10.000 Suizide und 150.000 Suizidversuche. Der Leidensdruck ist enorm und wird durch Tabuisierung der Krankheit und Stigmatisierung der Erkrankten noch verstärkt. Das ist erschreckend!" betonte Florella. „Wenn Elternteile depressiv sind, hat dies einen maßgeblichen Einfluss auf das Familienleben. Eine Depression kann man nicht wegdrücken oder verstecken. Je mehr Ignoranz, desto stärker wächst sie. Das habe ich am eigenen Leibe erfahren. Ich möchte am liebsten alle Männer, Frauen, Eltern, Teenager, Kinder und Senioren, die betroffen sind, ermutigen, sich Hilfe zu suchen. Sie dürfen nicht warten, bis es gar nicht mehr geht: ein nervlicher oder körperlicher Zusammenbruch endet oft in einer mehrmonatigen stationären Therapie und knockt das Leben dann voll aus. Depressive sollten rechtzeitig die Reißleine ziehen und dürfen nicht zu lange warten."

Relaxatio ermuntert: „Grundsätzlich gibt es ein paar Hausmittel, welche aber bei ernsthaften Beschwerden keine ärztliche Konsultation ersetzen können. Nicht vergessen: Depressionen sind eine Krankheit und bedürfen einer ärztlichen Behandlung. Da hat Medicus definitiv recht!"

Florella fing wieder etwas an zu weinen „Wisst ihr, schluchzte sie, dass etwa 1% der Kita-Kinder, ca. 2% der Grundschul-Kinder von Depressionen betroffen sind und sogar 3-10% aller Jugendlichen zwischen 12 und 17 Jahren an einer Depression erkranken. Ja, und unter Eltern ist dies immer noch ein Tabu. Verdammt noch mal! Eltern sollten endlich die Augen auf machen, wachsam sein und ärztliche Unterstützung suchen, wenn sie den Verdacht haben, dass ihr Kind depressive Züge aufweist. Ich nehme mir persönlich vor, das Thema unter meinen Freundinnen mal anzusprechen."

Relaxatio, der sich alles interessiert anhörte, räusperte sich und meldete sich zu Wort: „Meine lieben Freunde, auch ich möchte unserer Florella zur Seite stehen! Wisst ihr, Druck, Anspannung und langandauernder Stress, der durch häufige belastende Begebenheiten hervorgerufen wird, hat jede Menge Folgen für die

Gesundheit und kann schließlich zu teilweise sogar starken Depressionen führen. Dieser Zusammenhang befindet sich noch in der Erforschung. Klar ist jedoch, dass der Stress identische Veränderungen in der Gehirnverschaltungsdynamik triggert, wie das bei depressiven Menschen der Fall ist. Das wird mir Psychologus bestätigen." Dieser nickte ernst.

„Eine biochemische Interdependenz zwischen Stress und Depressionen wurde bei Forschungen beobachtet: Zuständig für die Neuverknüpfung von Neuronen ist ein Protein. Dieses Regulator-Protein wird bei chronischem Stress ineffektiv. Dies kann zwar wie bei Depressionen mit Antidepressiva bekämpft werden, dennoch wäre Stress-Minimierung die nachhaltigere Maßnahme." erläuterte Relaxatio.

„Das ist sehr interessant und ernüchternd, dennoch ist es auch kein Geheimnis, dass beispielsweise Joggen einem Anti-Depressiva gleichkommt!" rief Olympus begeistert.

„Warum ist das denn eigentlich so?" fragte Florella wissbegierig.

„Weil mit Sport und Bewegung die Zytokin-Spiegel erheblich gesenkt werden können! Zytokine haben - wie bereits erläutert - ihren Ursprung im Bauchfett. Sie erzeugen Entzündungsprozesse und können zu Depressionen beitragen. Bei Übergewichtigen, die sporteln und beispielsweise viel zu Fuß gehen, sinken die Zytokin-Werte."

„Super!" freute sich Florella. „Es gibt einen Ausweg aus diesem Teufelskreis! Ich werde ab sofort die meisten Besorgungen zu Fuß erledigen und werde mal wieder zur Arbeit radeln, denn das hat mir früher immer viel Freude bereitet. Vielleicht kommt diese Begeisterung ja zurück!" Florellas Augen strahlten seit Jahren das erste Mal optimistisch und zeigten einen kleinen Funken Hoffnung. „Und ich werde mir einen Fitness-Tracker kaufen, um noch motivierter und selbstbewusster zu sein.... Und so ein kleines bisschen Druck schadet ja auch nichts!" lachte sie nun schon wieder deutlich positiver gelaunt.

„Die Botenstoffe Serotonin, Dopamin, Adrenalin und Noradrenalin werden als verantwortlich für das Glücksgefühl, das High beim Sporteln gesehen. Und es gibt auch die These, dass Sport zu einer vermehrten Ausschüttung von körpereigenen Cannabinoiden führt und somit das Wohlbefinden steigert, denn weniger Schmerz und Ängstlichkeit werden durch diese Cannabinoide gespürt." stimmte Psychologus zu. Olympus strahlte Florella siegessicher an.

„Ach! Und was ich noch vergessen habe: das Phänomen ‚Winterblues' kennt ihr ja bereits alle... Im Sommer hat der Mensch bekanntlich bessere Laune als im Winter, denn wenn die Sonnenlichtstunden weniger werden, produziert der Körper vermehrt das Schlafhormon Melatonin."

„Aha, jetzt verstehe ich!" rief Florella, „Im Umkehrschluss bedeutet das, dass für uns Menschen, wenn die Tage kürzer werden, Spaziergänge oder Sport an der frischen Luft tagsüber – nicht im Dunkeln! - besonders wichtig für die gute Laune sind." erkannte Florella sichtlich erleichtert.

Olympus ergänzte: „Ganz nebenbei tun wir beim Spaziergang in der Sonne auch etwas für die Vitamin D Bildung, für unsere Knochen, denn auch hierfür benötigen wir das Sonnenlicht."

„Oh Mann, Leute, nun weiß ich schon so viel über den Zusammenhang von Übergewicht, Schlaf, Depression, Emotionen, Bewegung, Sonnenlicht, Stress, Ernährung... und weiß ehrlich gesagt, gar nicht, wo ich am besten anfangen soll!" seufzt Florella gänzlich erschlagen von all den Aufgaben, die da auf sie warteten.

Structurellas Konzept

Als Florella mal wieder mit hängenden Schultern, eingefallener Brust und gerunzelter Stirn auf der Treppe saß sprach eine Stimme „Kopf hoch, Florella, so schwer ist das Ganze doch gar nicht!" Florella traute ihren Augen nicht: ihr beste Freundin Structurella war endlich wieder da! Sie hatte sie sooo sehr vermisst.

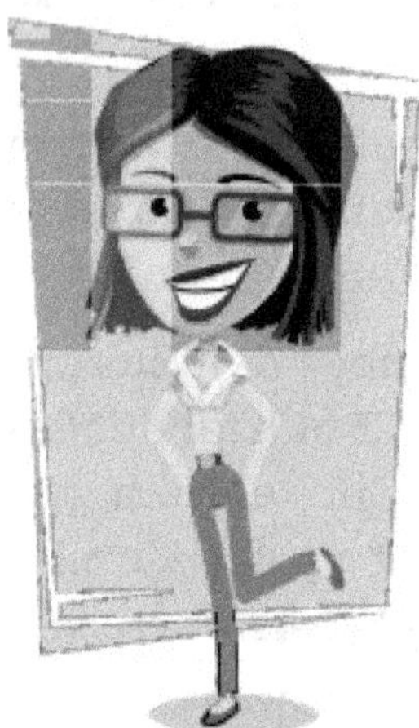

Structurella ist die kleine Schwester der sieben Männer und wohnt in der Nähe für sich, denn sie mochte die chaotischen Lebensstile ihrer Brüder nicht wirklich. Sie half durch ihre strukturierte Herangehensweise immer mal hier und da, komplexe Dinge einfach darzustellen und Ordnungssysteme zu etablieren.

„Florella, Du leidest und willst etwas ändern? Ist das so?" fragte Structurella sichtlich besorgt um ihre beste Freundin.

Florella nickte.

„Gut, dann bist du klar entschieden und gewillt, neu durchzustarten. Super! Doch hör kurz zu, ich will dir veranschaulichen, warum das richtige Mindset für Umwälzprozesse – ob nun privat oder beruflich - unverzichtbar ist.

Nach der Stanford- Professorin Carol Dweck gehen Menschen mit einer wachstumsorientierten Denk- und Handlungslogik, einem GROWTH MINDSET, ganz anders an Herausforderungen, Veränderungen und Aufgaben heran. Sie sind neugierig, inspiriert, lieben es, zu lernen, sich persönlich weiterzuentwickeln, fordern Feedback ein und sehen Fehler als Chance, Erfahrungen zu sammeln.

Menschen mit einem Growth Mindset erwarten nicht, dass Stärken und Kompetenzen einfach schon da sind, sondern sie streben stetig danach, sich Stärken und Kompetenzen zu erarbeiten.

Florella, das heißt für dich: Reset your mind! Sei bereit, willig und hab Freude daran, dazuzulernen und zu wachsen." Sie zeigt Florella eine Grafik:

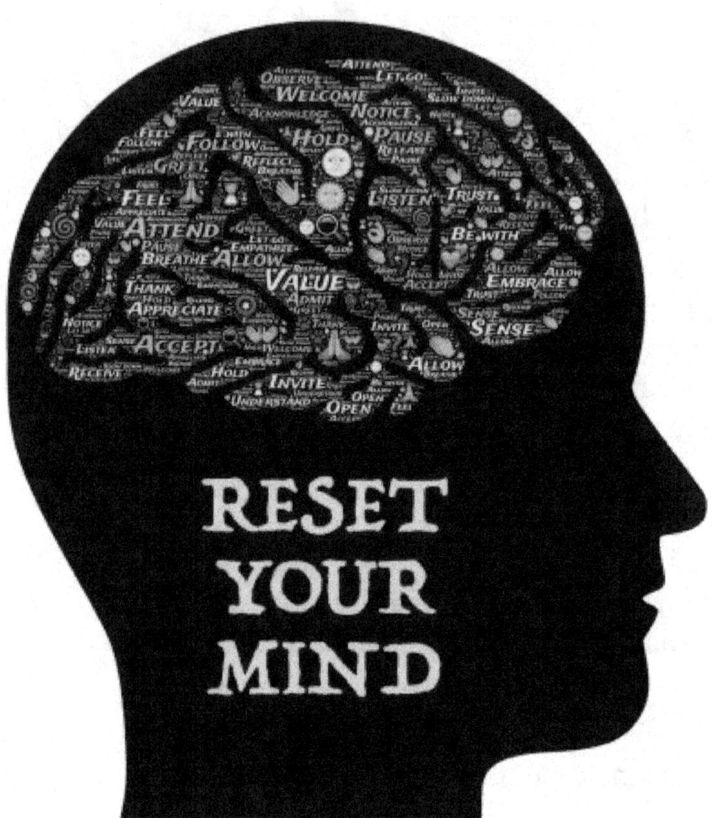

„Schau, ich habe uns dein mögliches Vorgehen mal vereinfacht aufgemalt." sagte Structurella sachlich. „Ich habe Euch allen schon eine ganze Weile zugehört und mal ein Modell entwickelt, wie Du aus deinem jetzigen Zustand - symbolisiert durch die große Kugel links oben - zum gewünschten Zustand – symbolisiert durch die große Kugel rechts unten – gelangen kannst. Lass es uns gemeinsam angehen! Du bist nicht allein! Ich unterstütze dich!"

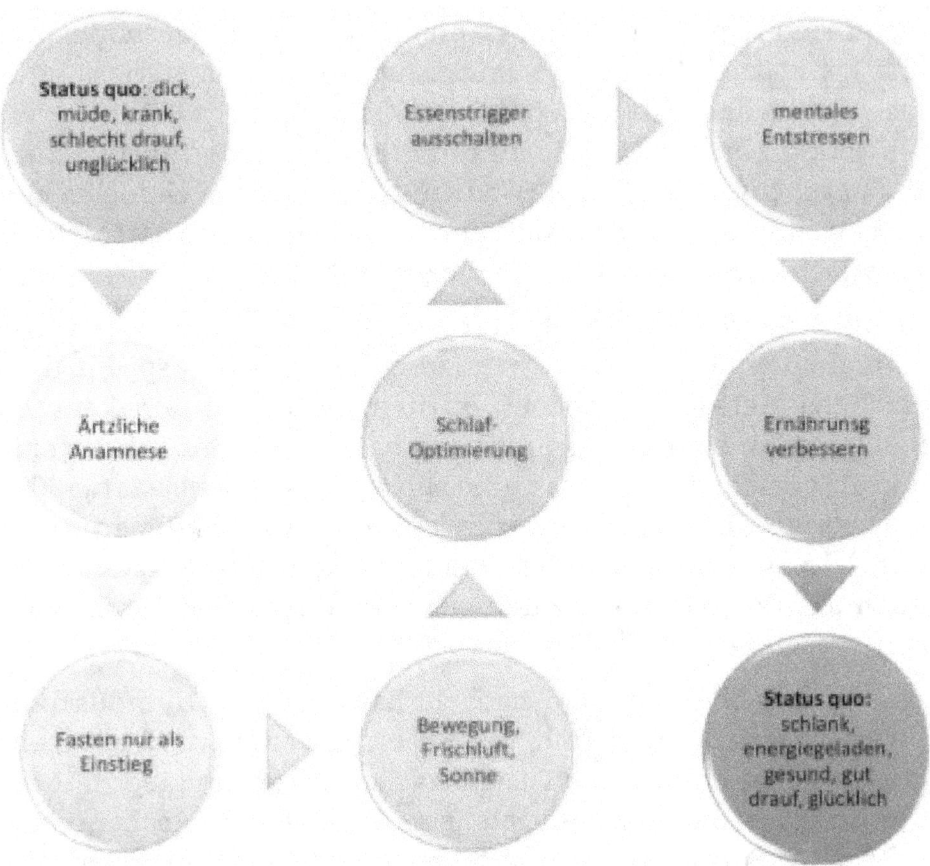

„Dank Dir, Structurella, gemeinsam gelingt solch eine doch große Summe an Umstellungen gewiss besser!" freut sich Florella sichtlich erleichtert irgendwie einen Anfang zu finden und Hilfe zu haben.

„Mein Bruder Salus, ist davon überzeugt, dass Du zuerst einmal allen Prozessen in deinem Körper wieder zur Normalität verhelfen musst, da gewisse Prozesse bei dir schlichtweg gestört sind: Fettstoffwechselstörungen, Insulin-Intoleranz, seien hier beispielsweise zu nennen. Ich erkläre dir später noch genau, was diese beiden Störungen ausmacht." „ok, das wäre gut..." entgegnet Florella etwas verwirrt.

„Salus empfiehlt dir deshalb, erst einmal mit Fasten deinen Körper von Grund auf neu aufzusetzen – sprich: zu re-setten. Salus kennt sich sehr gut mit unterschiedlichen Fasten-Methoden aus und kennt auch Tipps und Tricks für den Fasteneinstieg. Salus meint, dass das Fasten auch deinem Geist zu mehr Klarheit verhilft, sodass du mit 100%iger Kraft die anstehenden Entwicklungen angehen kannst." bot Structurella an. „Ok, ich werde es versuchen, obwohl ich mit Fasten noch nie etwas zu tun hatte, etwas skeptisch bin ich ja schon…!" druckste Florella.

„Mein Bruder Medicus als Arzt wird mit dir aber zuallererst einmal eine medizinische Anamnese durchführen - sprich: dich ärztlich untersuchen, schauen, ob du irgendwelche unbekannten Beschwerden oder gar Krankheiten hast. Er nimmt Laborwerte und untersucht dich auf Herz und Nieren. Das ist die Basis für alles Weitere. Zukünftige Verbesserungen deiner Werte können wir so mit deinen alten schlechten Werten vergleichen, was dich unheimlich motivieren wird, deinen neuen Weg weiter durchzuziehen.

Wie du dir sicherlich schon gedacht hast, hat sich Olympus dazu bereit erklärt, dein persönlicher Fitness-Coach zu werden. Er geht mit dir gemeinsam einen Fitnesstracker kaufen und legt mit dir ebenso gemeinsam Fitnessziele fest. Du wirst ihm Rechenschaft über deine Schrittanzahl und deine sportlichen Einheiten ablegen. Couch-Potato war gestern, meine Liebe! Bewegung insbesondere an der frischen Luft und mit Musik oder gemeinsam mit Freunden machen unglaublich viel Spaß!

Im Ausgleich dazu geht mein Bruder Somniculus das Ganze eher gemütlich an, aber nicht weniger wirksam. Er wird dich begleiten, wieder leichter einzuschlafen und gut und lang genug durchzuschlafen, damit sich dein Hormonhaushalt wieder normalisiert und Sättigungshormone anstatt Hungerhormone produziert werden. Mit dem Fitness-Tracker kannst du deinen Schlaf analysieren und wirst feststellen, wo es hakt. Ursachen für schlechte Schlafqualität werdet ihr beseitigen. Durch gesünderen Schlaf wirst du von viel mehr Energie profitieren.

Dabei helfen, in den Schlaf zu finden, wird dir mein Bruder Relaxatio. Er ist Meister der Entspannung, denn Einschlafen gelingt nur ohne Adrenalin. Streit und Sorgen vor dem Zubettgehen also gestresst Einschlafen sind ein No-Go, Florella! Du musst lernen zu entspannen. Und das kannst du mit Relaxatio gemeinsam lernen. Er kennt viele Methoden. Es muss nicht immer Yoga sein. Du wirst die für dich passende Entspannungsmethode finden.

Mein Bruder Victus wird mit dir gemeinsam frische leckere Zutaten einkaufen gehen. Er wird dir Zubereitungsmethoden lehren, die Vitamin-schonend und Gesundheits-fördernd sind. Er erklärt dir nochmal die Vor- und Nachteile aller Nährstoffe und wird mit dir auch deine alltäglichen - vielleicht unbewussten - Ernährungsgewohnheiten analysieren. ES werden Fragen gestellt wie: Isst du zwischendurch? Isst du unterwegs? Isst du nebenbei? Isst du bei Stress? Isst du heimlich? Ist Essen Dein Feind? Victus lernt dir wieder Essen als Heiligtum zu zelebrieren und in schöner Atmosphäre zusammen mit deinen Lieben gesunde Mahlzeiten zu genießen.

Psychologus wird mit dir gemeinsam deine Botenstoffe, die für die Depressionen zuständig sind, messen und beobachten. Mal schauen, was sich so tut!

Er wird mit dir weiterhin ein Essensprotokoll führen, analysieren und herausfinden, welche Gefühle das Essen verstecken soll und welche Gefühle anderes Essen verlängern soll. Ihr werdet gemeinsam kreativ sein und Alternativen finden, um Stressessen und sonstiges emotionales Essen zu eliminieren. Du wirst erstaunt sein, für welche Bedürfnisse Essen in deinem bisherigen Leben fungiert hat. Bedürfnisse wie Anerkennung, Lob, Liebe, Nähe werden Hallo sagen.

So Florella, nun lass uns mit einem schönen Abendspaziergang entspannen und das ganze sacken lassen. Morgen werden wir unser Transformations-Programm mit Hilfe meiner sieben Brüder starten.“

Wow, ich freu mich drauf! Und danke, dass Du mich begleitest...“

Hier habe ich dir nochmal dein gesamtes Programm zusammengefasst:

- ▸ Ärztliche Anamnese mit Medicus: Gesundheitliche Überwachung, Motivation durch Verbesserung der Werte
- ▸ Fasten mit Salus als Einstieg um Prozesse im Körper zu normalisieren zu resetten
- ▸ Mit Psychologus Depressionen untersuchen, Analyse der Essenstrigger + Alternativen dafür finden, unbefriedigte Bedürfnisse lokalisieren
- ▸ Ernährung mit Victus optimieren: Fertigprodukte, Zucker, tierische Fette, Transfette, Maststoffe verbannen, gesunde Gar-Methoden verwenden, anders einkaufen
- ▸ Bewegung mit Olympus: laufen, joggen, wandern, ausprobieren, was Spaß macht, im Alltag meist zu Fuß gehen, frische Luft + Sonne tanken
- ▸ Mentales Entspannen mit Relaxatio: Natur, Frischluft, Entspannung in Ruhe, Zeit alleine, Entspannungsmethoden für Stressabbau einbauen
- ▸ Schlafüberwachung mit Somniculus: Schlaf-Tracking, früheres Zubettgehen ohne Stress und Sorgen, Aufwachen ohne Wecker, Sport am morgen

„Das ist mein neuer ganz klarer Weg, welchen ich mit Structurella an meiner Seite gehen werde!" jubelt Florella voller Tatendrang und verabschiedete sich von ihrer Freundin.

1. Medicus untersucht ärztlich

Florella ging am Montagmorgen zur Praxis von Dr. Medicus. Sie fand die Klingel erst nicht, „Praxis für Ernährungsmedizin" stand auf dem Klingelschild und sie wusste bis dato nicht, dass Medicus Facharzt für Ernährungsmedizin war.

Medicus selbst öffnete die Praxistür und gab Florella die Hand. „Willkommen in meiner Praxis, Florella!" „Ich freu mich, hier zu sein!" antwortete diese. „Aber bitte erklär mir, was ein Ernährungsmediziner eigentlich so macht."

„Wir Ernährungsmediziner können anhand vieler Diagnosemethoden ermitteln, ob ein Symptom mit dem Bereich der Verdauung bzw. der Ernährung in Zusammenhang steht oder ob andere Gründe vorliegen. Weißt du selbst Rückenschmerzen und hormonelle Störungen – wie ich dir bereits erläutert habe – können ihre Ursache in einer Schädigung des Darmes

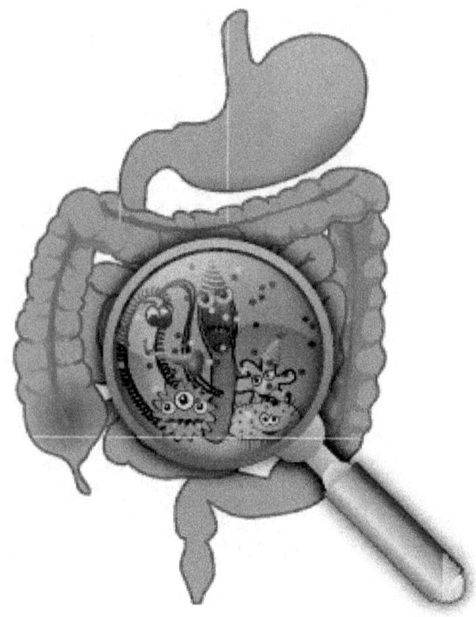

bzw. Metabolismus haben.

Zu meiner Anamnese werden Fragen beantwortet wie:

- ► Was isst du besonders häufig?
- ► Hat bestimmtes Lebensmittel eine direkt spürbare Wirkung?
- ► Welche konkreten Beschwerden liegen vor und haben den Gang zum Arzt ausgelöst?
- ► Was möchte der Patient für sich erreichen?
- ► Gibt es eine zeitliche Vorstellung?
- ► Wie viel Anteil hat die Ernährungsweise am Ganzen?
- ► Funktioniert der Darm gut oder nicht?

Ich führe dann natürlich Urin- und Blutanalysen durch, u.a. um Leber und Nierenwerte auszulesen. Außerdem schaue ich mir an, ob einer Allergie (IgE-Zellvermittelt) bzw. Enzymdefektstörungen (Lactose-Fructose-Unverträglichkeiten) ausgeschlossen oder bestätigt werden können. Allergie-Tests gehören auch dazu.

Falls erforderlich, sollte eine Gastro- bzw. Coloskopie durchgeführt werden. Zusammen mit Psychologus entwerfen wir dein Ernährungsprotokoll. Mein Part wird die Analyse der

Zeitangaben und des Auftretens von Symptomen sein. So sollten wir schließlich zu einer sicheren Diagnose kommen.

Nach der Diagnose erstellen wir dann einen auf dich konkret zugeschnittenen Therapieplan.

Es werden Fragen beantwortet wie:

Wie viele Eier darf ich bei erhöhten Blutfetten essen?

Sind alle veganen Speisen gleich gut bei Arthrose?

Was kann man sich als Diabetiker gönnen?

Diese Infos müssen wir dann unbedingt an Victus, dem Koch, kommunizieren, damit dieser den Therapieplan beim Zubereiten der Mahlzeiten berücksichtigen kann."

„Ok, verstehe." murmelte Florella.

„Gut jetzt nehmen wir mal deine Werte auf und du erzählst mir mal, wie es deinem Körper so geht…!"

3,5h später waren sie mit allen Tests und einer gründlichen Anamnese durch.

Die Diagnose war klar und eindeutig: „Florella, ich habe bei dir leider eine Insulin-Resistenz, beginnende Arthrose, Adipositas verbunden mit einer leichten Depression diagnostiziert und werde darauf hin deinen persönlichen Therapieplan erarbeiten" fasste Medicus sachlich zusammen.

„Was ist denn Insulin-Resistenz" fragte Florella sichtlich gebrochen.

„Nun, meine Liebe, schau nicht so traurig! Das bekommen wir repariert. Eine Insulinresistenz entsteht über Jahre durch einen zu hohen Zuckerkonsum. Salopp gesprochen, stellen sich die Körperzellen stur und reagieren einfach nicht mehr genügend auf den Botenstoff Insulin."

„Ah, die Folge daraus ist, dass mein Blutzuckerspiegel oben bleibt" erkennt Florella.

„Genau, und deine Bauchspeicheldrüse versucht wie irre, zusätzliches Insulin zu produzieren. Der Insulinspiegel ist nun permanent oben, man nennt das in der Fachsprache eine Hyperinsulinämie. Diese sehr häufig vorkommende Störung des Kohlenhydratstoffwechsels führt zu Diabetes, Übergewicht, Bluthochdruck und Fettstoffwechselstörungen. Wenn alles zusammen auftritt, nennt man das ein metabolisches Syndrom."

„Und woher kommt das alles genau?" fragte Florella beinahe verzweifelt.

„Die Ursachen sind schlichtweg falsche und zu kalorische Ernährung, Bewegungsmangel, Stress, aber auch Alter und Genetik, sowie die Einlagerung von Fetten an Orte, wo diese nicht hingehören. Eine Arthrose entwickelt sich übrigens auch schleichend, das sind Gelenkentzündungen u.a. ausgelöst durch zu viele tierische Fette, Transfette und Zucker. Übrigens auch deine Altersflecken auf den Händen und deine faltige Haut – was dich ja auch ziemlich stört, wie du mir erzähltest - sind Zeichen von zu Zucker-lastiger Ernährung. Um es auf den Punkt zu bringen: Zucker macht schlichtweg alt!"

„Na, super! Dann kann ich mich ja gleich begraben lassen!" wispert Florella hoffnungslos und die Tränen begannen zu rollen.

„Aber, weine doch nicht, meine Liebe! Florella, Kopf hoch! Man kann dem ganzem definitiv noch entgegenwirken, es so gut wie rückgängig machen. Es ist noch rechtzeitig! Möchtest du es ändern? Nur du selbst kannst die Entscheidung für eine Kehrtwende fällen, das kann ich dir nicht abnehmen."

„Ja, ich möchte und werde das angehen. Was muss ich tun?" fragte Florella nun etwas optimistischer und voller Willensstärke.

„Das freut mich! Gut, Florella, dein ernährungsmedizinischer Therapieplan bezüglich deiner Insulinresistenz sieht wie folgt aus:

▶ Insulinspiegel senken – Low Carb ernähren
▶ Apfelessig verwenden
▶ eher kleinere Portionen essen, damit der Blutzucker

nicht zu extrem ansteigt

- ► nur 4 Hauptmahlzeiten essen, Zwischenmahlzeiten weglassen
- ► Zucker gänzlich meiden
- ► Regelmäßige Bewegung, d.h. viel zu Fuß gehen und beginne mit Sport, denn dieser senkt den Blutzuckerspiegel.
- ► mit Zimt würzen, denn Zimt senkt den Blutzuckerspiegel
- ► einfache Kohlenhydrate wie Weißmehl meiden
- ► Wenn du dich traust, solltest du Intervallfasten in deinen Tages-Essens-Plan einbauen, ich erklär es dir später
- ► viele Ballaststoffe, d.h. Gemüse, Kerne und Vollkorn essen, das regt die Darmtätigkeit an und bringt deinen Metabolismus auf Trab
- ► Bauchfett reduzieren, um die schädlichen Stoffwechselvorgänge außer Kraft zu setzen, wie zum Beispiel den entzündungsauslösenden Adipokinen entgegenzuwirken
- ► Grünen Tee trinken, denn dies senkt den Insulinspiegel
- ► Fettreichen Fisch essen
- ► Proteine angemessen konsumieren, das heißt nicht zu viel, versuche eher auf vegane Kost umzustellen
- ► Milch weglassen, denn diese verschleimt deinen Körper faktisch und deine Lymphe wird zähflüssig und schafft ihren Job nicht mehr"

„Warum ist das denn schlimm?" fragt Florella nach.

Medicus erklärt: „Nun, deine Lymphe funktioniert in zwei Richtungen nicht mehr:

- 1. als Versorger der Zellen mit Sauerstoff und Nährstoffen
- 2. aber auch – und das ist fast noch wichtiger – als Müllabfuhr

Lymphe trägt alle nicht gebrauchten Zellreste und Gifte in die Blutbahn zu den Ausscheidungsorganen. Fasten hilft dir übrigens diesen Prozess wieder leichtgängig und fließend zu etablieren."

„Gut, auch das habe ich verstanden! In diesem Sinne, erstmal danke Medicus für den ausgetüftelten Ernährungsplan, wir sehen uns die Tage. Ich werde jetzt mal bei Salus vorbeischauen..." verabschiedete sich Florella von Medicus.

2. Salus schätzt das Fasten

So ging Florella zu Salus' Haus, der auch schon draußen im Vorgarten auf sie wartete. „Hallo, Salus, großartig, dass du da bist und dich meiner annimmst. Nun bin ich aber schon ganz gespannt: ist Fasten einfach nix essen oder was ist sein Geheimnis? Weshalb redet alle Welt vom Fasten?"

„Nun, mal langsam, meine Liebe! Setzt dich erstmal auf die Hollywoodschaukel und nimm dir `ne Tasse Tee. Und ich erzähl Dir ein paar Geschichten... Wusstest du, dass es der italo-amerikanische Biologe Dr. Valter Longo geschafft hat, wissenschaftlich zu belegen, dass Fasten gesunde Zellen stärkt und kranke z.B. Krebszellen schwächt?!" Florella schüttelte den Kopf.

„... und dass der Japanische Zellforscher Yoshinori Ohsumi sogar für seine Forschungsergebnisse zum Thema Autophagie den Medizin-Nobelpreis bekommen hat."

„Nee, was bedeutet Autophagie denn?" fragte Florella ehrfürchtig.

„Autophagie ist der natürliche Prozess der Zellreinigung und -regeneration, bei dem beschädigte Zellstrukturen erst einmal als beschädigt erkannt werden. Danach werden diese faktisch geschreddert und letztendlich über den Stoffwechsel abgebaut und gegebenenfalls sogar wiederverwendet. Recycling! Die Zelle wird repariert, der Schaden behoben. Stell, dir mal vor Florella, diese Aufräumprozesse laufen nicht rund? Was passiert dann im Körper?"

„Das will ich mir nicht vorstellen, Salus! Aber was passiert beim Fasten denn nun genau in meinem Körper und warum soll es denn angeblich so gut für mich sein?"

„Nun, Florella, durch Fasten wird die Autophagie angestoßen. Fasten hat nix mit Zwang, oder nicht essen dürfen oder sich zusammenreißen zu tun! Fasten ist die freiwillige bewusste Form des Nichtessens. Die Rede ist oft von Heilfasten, Kurzzeitfasten oder Intervallfasten, aber auch Wasserfasten, Saftfasten, Buchinger-Fasten, Basenfasten und vielen anderen Fastenarten.

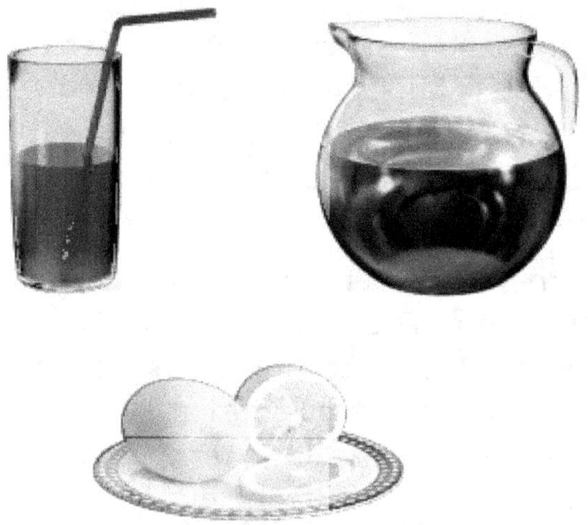

Während des Fastens fährt unser Organismus seine Aktivitäten runter und schaltet auf Regeneration um. Bereits kurze Fastenzeiten bringen beeindruckende Ergebnisse! Versuch einfach mal `ne Essenpause zu machen und versuch vor allem zwischen den Mahlzeiten nichts zu essen. Anzeichen für die Notwendigkeit einer Fasten-Session – sprich: einen Neustart unseres Systems sind Trägheit, Müdigkeit und ein langsamer Kreislauf. Kennst du sowas bei dir?" fragte Salus ernst.

„Ja, dem ist wohl so…" raunte Florella mit gesenktem Haupte.

„Medicus teilte mir mit, dass bei dir ein paar metabolische Prozesse eingeschlafen sind, und da müssen wir ran! Nur durch Fasten hat unser Körper erst einmal die Chance, wieder effizienter zu funktionieren und sowohl die Versorgung mit Nährstoffen und

Sauerstoff als auch die Entsorgung von Giften und Abfällen werden wieder besser funktionieren. Florella, deine Insulinresistenz, deine Fettstoffwechselstörung und die hormonellen Veränderungen können durch Fasten bestimmt wieder eingefangen werden."

„Ah, interessant, das hört sich schlüssig und hoffnungsträchtig an!" erkannte Florella.

„Ja, und du erzähltest auch von deinem Stress-Essens-Attacken: Anstatt bei Stress unkontrolliert irgendwelchen Mist reinzustopfen, empfiehlt es sich ein Power-Nap, einen Spaziergang, eine Sport-Einheit oder eine Mediation einzulegen, um den Stresslevel zu senken. Du darfst nicht vergessen, Essen ist keine Erholung, sondern Arbeit für den Körper! Warum sollte man diesen noch belasten, wenn er eh schon gestresst ist?!"

„Gut, Salus, das habe ich verstanden, und ich denke, ich werde es angehen! Was muss ich noch beachten, wenn ich es wagen würde, zu fasten?"

„Florella, wenn du fastest, musst du umso mehr trinken – Wasser und Kräutertees - damit alles gut fließt und die Transportwege, Lymphe, Blut und Ausscheidung gut funktionieren können. Es empfiehlt sich auch am ersten Fastentag den Darm durch einen Einlauf, Glaubersalz oder eine ähnliche Methode zu erleichtern, um sich lösende Gifte besser abzuführen und den Körper nicht zu vergiften."

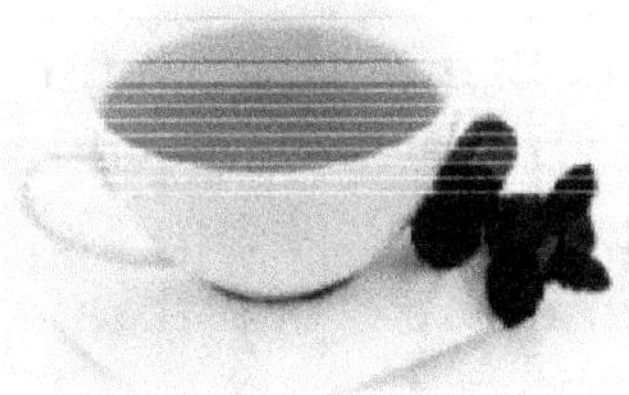

Psychologus kam vorbei und fügte hinzu „Manch einer behauptet auch, dass man durch Fasten besser drauf ist und auch an seine wahren Emotionen gelangt und sich ein paar Dinge durch Bewusstmachung lösen können: ob angestaute Wut, Aggression, Trauer oder unterdrückte Zuneigung... Bedürfnisse werden wieder richtig gespürt und können so befriedigt werden. Wenn ich faste, empfinde also intensiver und das ermöglicht auch ein besseres Einfühlen und Zuhören anderen gegenüber."

„Danke Psychologus, auch die Seele braucht Entlastung, das muss auch ich einsehen! Und Salus, dir danke ich für all die Informationen und Motivation zum Thema Fasten. Ich weiß deine Unterstützung sehr zu schätzen! Ich denke, Fasten ist für mich im Moment essenziell, um meinen Körper wieder in Gang zu bringen. Ich würde es gerne einmal probieren. Wie starte ich das Ganze denn nun?"

„Tja, Florella, du musst schlichtweg bereit für eine Fastenmethode sein! Wie möchtest du fasten?

Möchtest du Wasserfasten? Probiere es aus – nimm dir für den Anfang nicht zu viel vor! Ein Tag Wasserfasten ist schon ein großartiger Erfolg! ... und denke auch an die TCM oder Ayurvedische Weisheit vom warmen bzw. abgekochten Wasser. Dieses regt den Kreislauf besonders gut an. Hast du erstmal einen Tag Wasserfasten geschafft, lässt sich leicht ein weiterer Wasser-Tag dranhängen oder umstellen auf Saftfasten, Basenfasten, Smoothie-Fasten oder Suppenfasten... Es gibt auch spezielle Fastentage um bestimmte Organe wie Leber, Nieren, Gehirn und Nerven, Darm, Blut und Kreislauf zu entlasten. Ich empfehle dir, Florella, jedoch Wasserfasten, um auch deine Insulin-Resistenz aus der Reserve zu locken und den Keto-Stoffwechsel zu initiieren.

Zur Erklärung: Keto-Stoffwechsel ist die Energiegewinnung aus Ketonkörpern, welche die Leber aus Fettgewebe zur Glukosebereitstellung für das Gehirn produziert. Sobald keine Kohlenhydrate verfügbar sind, kurbelst du somit die Fettverbrennung an. Du baust so auch das gefährliche Bauchfett ab.

Aber dazu muss das Fasten nach einiger Zeit dann in einen neuen Ernährungsplan - hauptsächlich aus Gemüse und pflanzlichen Fetten bestehend - übergehen. Fasten ist auch nicht wirklich zum Abnehmen zu empfehlen, sondern eher zum Re-Set deiner metabolischen Prozesse. Das Abnehmen an sich erfolgt durch Bewegung und Ernährungsumstellung!"

„Du sagst es! Komm, lass uns mal rüber zu Olympus gehen! Der hat bestimmt ein paar brauchbare Ideen diesbezüglich auf Lager." rief Florella hochmotiviert.

3. Olympus liebt Action

Florella lief zum Trakt, in dem Olympus wohnte und klingelte.

Oh Gott, ganz oben, meinte er, soll ich klingeln, erinnerte sie sich. Das tat sie und Olympus rief bitte „Ganz nach oben, meine Liebe" und als sie gerade im Begriff war, den Fahrstuhlknopf zu drücken „Super, dass du die Treppe nimmst!" fügte er hinzu. Gut, dass er sie nicht sah.... Schnell sprang sie aus dem Fahrstuhl wieder raus und schleppte sich brav die Treppen hinauf.

"Schön, dass du zu mir gekommen bist! Was hältst du davon, wenn wir einen kleinen Spaziergang machen? Die Sonne scheint so wunderbar! Das wird unserem Gemüt sicher guttun!"

Gesagt getan, und schon liefen Olympus und Florella nebeneinander durch den nahegelegenen Stadtpark. „Weißt Du, Florella, bevor wir starten, möchte ich dir ein paar wissenswerte Fakten vermitteln, die dich hoffentlich zusätzlich motivieren, mehr Bewegung an der frischen Luft in dein Leben zu bringen. Fakt ist, Menschen sind unterschiedlich sportlich und haben einen individuell starken oder weniger ausgeprägten Bewegungsdrang, bei Kindern kann das sein, weil u.a. eventuell die intellektuelle oder musische Schiene stärker gefördert wird.

Dennoch: auch wenn der natürliche Bewegungsdrang nicht der stärkste ist, ist es ratsam, dafür zu sorgen, dass Erwachsene und Kinder irgendeinem Sport regelmäßig nachgehen. Und das am besten zu festen Terminen in der Woche. Drei Mal pro Woche wären optimal, täglicher Freizeitstress eher fragwürdig, denn gerade bei Neueinsteigern sind Pausen zur Regeneration des Bewegungsapparates genauso wichtig, wie der Sport selbst."

„OK, Olympus, das ist klar, aber welche Tipps hast Du noch parat?"

„Nun, Florella, wie Du weißt, gleicht Sport deine Energiebilanz aus, d.h. die Gefahr von Überwicht sinkt bzw. Gewicht lässt sich peu à peu reduzieren."

„Auch werden durch den Sport deine Gliedmaßen gelockert und muskuläre Verspannungen werden gelöst. Das Ganze gelingt aber nur, wenn du Dehnungsübungen am Ende einer Sporteinheit einbaust! Ansonsten wirst du dich schlechter fühlen als vorher!"

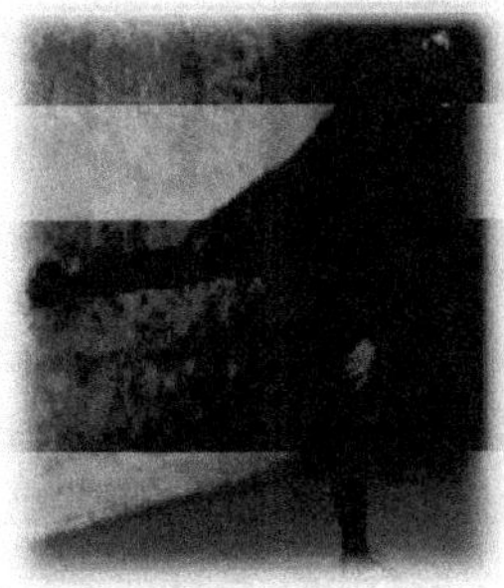

„Ich verstehe, Dehnungsübungen sind ratsam, um Muskelverkürzungen und somit Verletzungen zu vermeiden."

„Genau, meine Liebe, und wenn du den Sport noch nach draußen verlegst, profitierst du zusätzlich von sauerstoffreicher frischer Luft und die Sonnenstrahlen kurbeln deine Vitamin-D-Produktion an, was zu einer verbesserten Versorgung deines Bewegungsapparates führt."

Sie setzten sich kurz auf eine Bank und ließen sich mit geschlossenen Augen die Sonne ins Gesicht scheinen. Das tat sooo gut!

„Und, wie du gerade merkst, machen Natur, Frischluft und Sonne supergute Laune! Und manchmal entstehen sogar nebenbei nette Bekanntschaften. Es gibt Menschen, die lieber für sich allein sporteln und welche, die Sport gerne mit einem Partner oder in der

Gruppe erleben. Finde für Dich heraus, was dir liegt!"

„Und weißt du was? Sport steigert neben all dem die Konzentrationsfähigkeit und Leistungskraft deines Gehirns."

„Aha, das kann auch nicht schaden!" freut sich Florella."

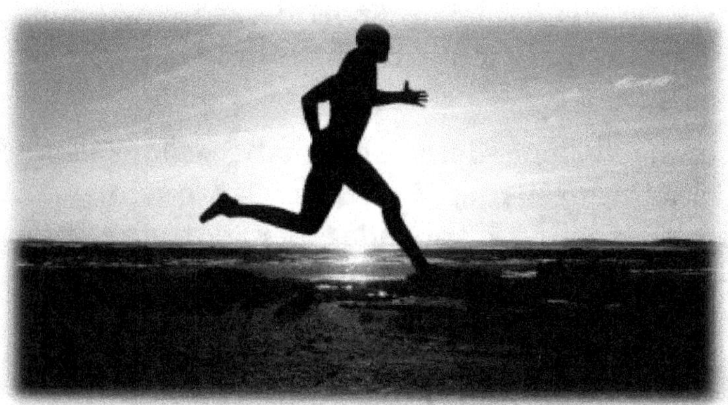

Ja, Florella, und Sport streichelt auch die Seele. Wenn mal alles schwer und aussichtlos erscheint – mein Tipp: gehe in die Natur – spazieren, radeln, joggen, was auch immer. Du wirst merken, wie der Rucksack voller Ballast und Sorgen leichter wird. Sport baut Aggressionen, Ängste und Sorgen ab, ist faktisch ein Anti-Depressiva."

„Das ist gut, Olympus, komm lass uns mal 10 Minuten ganz langsam joggen. So liefen sie gemeinsam, fast schleichend los, immer am Ufer des Baches entlang bis zur nächsten Brücke und kehrten dann um. Als sie wieder an der Bank ankamen, legten sie eine Ganzkörper-Stretching-Einheit ein, welche ebenfalls ganze 10 Minuten dauerte, nicht zuletzt, weil Florellas Körper dies wahrlich nötig hatte. Sie war fast wie eingerostet, Sehne, Bänder enorm verkürzt.

Anschließend gingen beide lachend und zufrieden zum Haus zurück. „Florella, schon jetzt sehe ich einen Unterschied: Du schaust viel selbstbewusster und zufriedener aus!" zwinkerte ihr Olympus zu.

„Danke, für das Kompliment, so fühle ich mich auch! Weißt du was, ich werde mir einen Sport-Plan machen. Ich denke, ich mach das eher allein für mich. Du weißt, ich habe mir solch eine super Fitness-Tracker-Uhr zugelegt. Damit kann ich meine Ergebnisse aufzeichnen und sogar mit Freundinnen teilen. Vielleicht gibt es ja Gleichgesinnte und man kann sich gegenseitig etwas motivieren... Außerdem geteiltes Leid ist halbes Leid. Und Erfolge feiern macht auch gemeinsam mehr Spaß als allein..."

„Ja, Florella, das ist eine gute Idee! Zwei Aspekte spielen da eine Rolle: zum einen motiviert es ungemein und zum anderen hast du dann auch so eine Art Rechenschaftspflicht und das hält dich bei der Stange, auch wenn du mal in einem Motivationsloch bist!"

„Und ich werde meine Patenkinder motivieren mitzumachen, denn der Sport wird sicher auch ungemein ihr Selbstbewusstsein schulen und ermöglichen, dass sie mental gesund und ohne Ess- störungen - durch die Pubertät gelangen. Das wäre mir wichtig..."

„Großartige Idee, Florella, ich merke, du hast es verstanden! Ihr könnt das Ganze auch mit Musik versüßen, das gibt Power und Motivation! Oder ihr könnt Sportgeräte einbauen, wie so eine Art Circle-Training. Ich zeig dir mal kurz, was es da alles so an ‚Spiel- zeugen' gibt." Sie gingen in einen Nebenraum voller bunter Sport- geräte: Bälle, Pezzibälle, Bänder, Tubes, Matten, Reifen, Hanteln und vielem mehr."

„Ja, Olympus, meine Patenkinder werden diese bunten Fitness- Geräte ganz bestimmt lieben! Schöne Spielzeuge sind das!"

„Wenn dir deine Patenkinder wichtig sind, vergiss nie: Kinder, die Sport treiben, bekommen ein gesundes Verhältnis zu ihrem Körper. Essstörungen kann somit vorgebeugt werden. Rede mit den Kids auch über Schönheitsideale in verschieden Kulturen dieser Welt: sie werden optimalerweise darüber nachdenken, ob Topmodel & Co. das einzig Erstrebenswerte ist. Florella, das ist für Mädchen und!! Jungs wichtig!"

„Ja, und außerdem schult Sport Koordination, Wille, Zielstrebig- keit, Kampfgeist, Kooperationsfähigkeit und Durchsetzungsk- raft. Auch diese Fähigkeiten sollen meine Kids erlernen! Das hilft ihnen ganz sicher im privaten und beruflichen Kontext später im Leben."

„Genau, Florella! Gemeinsam mit Gleichaltrigen sporteln macht Spaß und schult eine Menge soziale Fähigkeiten, denn auch der soziale Aspekt des Sports in Gruppen ist nicht zu unterschätzen."

„Ja, Olympus, gerade in Zeiten der Einschränkungen und Shutdowns während der Corona-Pandemie haben wir gemerkt, wie wichtig unseren Kindern ihre Altersgenossen sind und was umgekehrt passiert, wenn diese fehlen." stimmte Florella zu.

„Florella, bedenke stets, dass physische Geschicklichkeit und Denkkraft interagieren. Wenn Körpermotorik eingeschränkt ist, ist häufig die Fähigkeit wahrzunehmen, nicht gut ausgebildet. Diese Grundwahrheit behindert das kognitive Lernen. Denken, Sprachentwicklung und körperliche Entwicklung korrelieren. Die Ursache liegt auf der Hand: beide Gehirnhälften werden durch bestimmte Bewegungsabläufe ausgebildet. Fazit: Auch, wenn eines deiner Patenkinder mault und eher der gemütliche Typ ist, sorge dafür, dass es sich bewegt! Das Kind wird es Dir später als Erwachsener danken! ... auch wenn es zuerst rum mault"

„Olympus, meinen Freunden mit Kindern werde ich hier und da immer mal wieder vorschlagen: ´Seid eine aktive Familie! Eltern sind Vorbilder für ihr Kind: geht öfters zu Fuß, radelt am Wochenende, wandert in die Berge, probiert auch einmal neue – für Kinder spannende - Sportarten aus wie Klettern, Trampolinspringen, Mountainbiken etc. Ich verspreche, es wird nicht nur den Kindern Spaß bringen!"

„Ja, mach das! Ich muss jetzt los zum Cross-Lauf. Ich wünsch dir gutes Gelingen und eine starke Position gegenüber deinem inneren Schweinehund. Ich werde mir in einer Woche das Tracking all deiner Schritte und sportlichen Aktivitäten anschauen. Lass uns einmal pro Woche treffen und schauen, wie du dich entwickelst, ob du Unterstützung brauchst und wie es dir bei allem so geht."

„Danke, Olympus, das bringt ein bisschen Verbindlichkeit in die

Sache und wird mir helfen, es durchzuziehen. Ich kenn mich ja... Ich denke, genau diese Rechenschaftspflicht werde ich benötigen. Danke, dass du dir die Zeit dafür nimmst! Ich werde jetzt mal schauen, ob Somniculus zu Hause ist. Er wollte mit mir zum Thema Schlaf-Verbesserung sprechen, da ich ja immer so völlig übermüdet herumvegetiere. Und das wird dann hoffentlich nicht ganz so anstrengend wie das Aktivitätsprogramm mit dir!" fügte Florella verschmitzt hinzu.

4. Somniculus zelebriert den Schlaf

Florella lief die Treppe herunter ins Souterrain und klingelte bei Somniculus. Nichts. Sie klingelte erneute etwas länger. Wieder nichts! Hm… sie ging raus und klopfte an sein Schlafzimmerfenster. Da rief Somniculus ganz verschlafen und desorientiert „Wer stört denn da um diese Uhrzeit? Ich schlafe! Verdammt nochmal!" Florella bekam einen Lachanfall „Ich bin's, Du Schlafmütze, Florella!" brüllte sie. „Du sagtest, ich solle mittags mal vorbeikommen… Aber wenn es nicht passt, dann komme ich eben ein anderes Mal wieder…" murmelte Florella etwas genervt.

„Oh ja, natürlich!" schreckte Somniculus nun auf und rannte zur Tür „Komm herein, meine Liebe und sorry, dass ich dich im Schlafanzug empfange! Ist mir echt peinlich…" „Oh, der ist doch schick! Kein Grund sich zu schämen!" scherzte Florella.

„Ok, ich mach's wieder gut: Ich mach uns einen Tee, bist du dabei?" „Ja, liebend gerne!" freute sich Florella über die nette Geste.

„Gut, Florella, ich möchte dir heute ein paar Fakten zum Thema Schlaf erzählen. Wie du vielleicht weißt: Die intensivste Entspannungstechnik ist der Nachtschlaf, in welchem unser Körper die verschiedenen Schlafphasen durchlebt. Das sind die REM-Phase (Rapid Eye Movement), der Leichtschlaf und der Tiefschlaf. Mehr dazu später en Detail.

Es ist interessant durch eine Fitness-Tracker-Uhr seinen Schlaf analysieren zu lassen. Erst die gewonnene Transparenz der Schlafqualität ermöglicht uns auch, diese zu optimieren."

„Somniculus, ich habe mir bereits solche einen Tracker gekauft. Und ja, es könnte besser laufen bei mir... meine Schlafwerte sind echt mies – um es mal salopp auszudrücken."

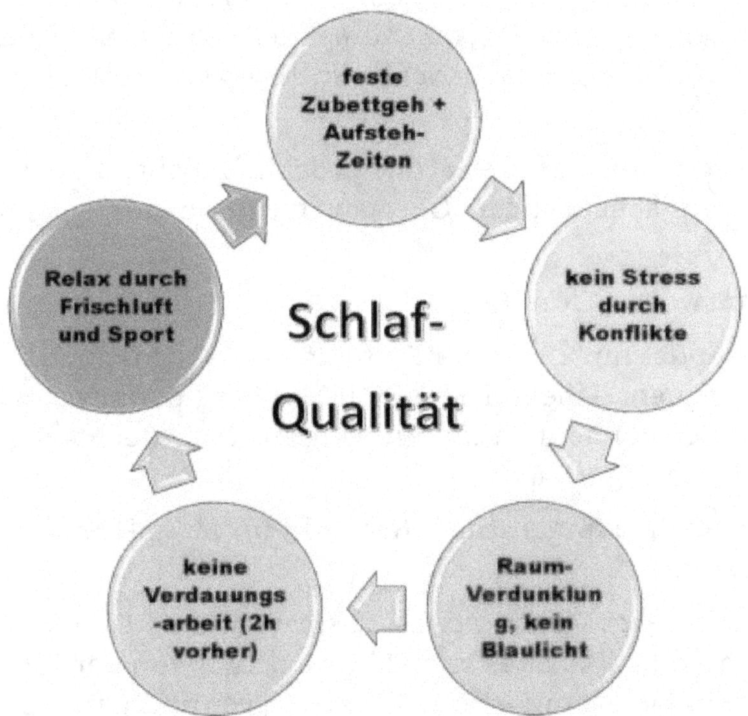

„Ok, Florella, schauen wir mal, wo es konkret hängt... Das Einschlafen ist die erste Hürde, denn gutes Einschlafen wird durch feste Zubettgeh- und Aufstehzeiten unterstützt. Warum das so ist? Nun... nur durch fixe Zeiten hat dein Biorhythmus die Chance, sich an eine Regelmäßigkeit zu gewöhnen. Und der Biorhythmus hilft dir dann wiederum diese festen Zeiten einzuhalten. Das eine bedingt das andere. Wann gehst du denn immer so ins Bett, Florella?"

„Hm, das ist total unterschiedlich... mal um 21:30, mal um 23 Uhr, mal erst um 1 Uhr, wenn ich TV schaue oder surfe, selten auch mal vor 9 Uhr. Manchmal, wenn ich tagsüber noch ein Nickerchen mache, finde ich gar nicht gut in den Schlaf..."

„Aha, da haben wir ja gleich mehrere Don'ts! Merk dir bitte: lege eine feste Zubettgeh-Zeit fest, am besten solch eine, bei der du morgens rechtzeitig von allein aufwachst: ohne Wecker. Das bedeutet, der Wecker wird faktisch nur noch zur Sicherheit gestellt. So reißt er dich nicht aus dem Tiefschlaf und du fühlst dich dann müde…" „Ja, das ist ganz schrecklich: Weckerklingeln und diese bleierne Müdigkeit. Das Schlimmste, was es gibt!" klagt Florella.

Somniculus fragt: „Also, wieviel Stunden Schlaf möchtest du dir gönnen? Sagen wir acht Stunden? Ok, wann musst du morgens auf sein?"

„Um 6 Uhr!" antwortet Florella.

„Gut, dann heißt das um 22:00 Uhr Einschlafen. Lass uns noch 30 min Puffer einbauen: Gehe um 21:30 Uhr ins Bett, dann wachst du wahrscheinlich vor dem Weckerklingeln auf. Das ist echt cool, glaub's mir! Ein richtig erhabenes Gefühl."

„Wie heißt es doch: ‚Morgenstund' hat Gold im Mund!" trällert Florella motiviert.

„So, meine Liebe, jetzt gibt's etwas Theorie! Mach's Dir's mal gemütlich. Ich erklär Dir alles zum Thema Schlaf von der Pike auf: Das Hormon Melatonin ist ein Schlaf-Trigger und wird von der Zirbeldrüse gebildet. Melatonin kann ein gesunder Körper selbst produzieren. Die Interaktion der Melatonin-Bildung durch Zirbeldrüse, Netzhaut und Darm steuert den Schlaf-Wach–Rhythmus. Das Verdunkeln des Schlafzimmers macht also demnach Sinn, denn Licht – absorbiert über die Netzhaut - verhindert die Produktion von Melatonin – sprich: Einschlafen wird problematisch!"

„Aha, also sollte ich schön das Rollo herunterlassen, wenn ich ins Bett gehe." erkannte Florella.

„Genau, aber auch Blaulicht - z.B. von TV, PC, Smartphone - fördert die Serotoninbildung - über die Netzhaut getriggert. Das heißt, willst du schlafen, solltest du Medien vor dem Schlafen meiden. Blaulichtfilter filtern übrigens nur einen Teil des Blaulichts, brinygen also nur bedingt was."

„Serotonin, das Glückshormon hat eine weitreichende positive Wirkung auf unseren Körper: das Verdauungssystem, das Herz-Kreislauf-System und die Psyche. Neben den positiven Einfluss auf unsere Stimmung ist das stimmungsaufhellende Hormon Serotonin mittelbar für den Schlaf zuständig, denn es ist für die Erzeugung und Freisetzung von Melatonin verantwortlich. Tiefschlaf und REM-Phase spielen im Miteinander von Melatonin und Serotonin eine zentrale Rolle."

„Während des Schlafens durchlaufen wir - wie bereits erwähnt - mehrere Schlafzyklen und wechseln so jeweils zwischen zwei verschiedenen Arten von Schlaf:

REM ist die Phase des intensiven Träumens und wirkt auf die Stimmungsregulierung sowie die Lern- und Gedächtnisfähigkeit, da das Gehirn Infos des Vortages verarbeitet, um diese dann im Langzeitgedächtnis abzulegen.

Die geistige und körperliche Regeneration wird im Leichtschlaf ermöglicht.

Im Tiefschlaf erholt sich der Körper, Reparaturen werden vorgenommen. Gedächtnis- und Lernprozesse können stattfinden und das Immunsystem wird gestärkt."

Florella schluckt „Wow, das ist echt interessant und es ist nicht vorstellbar, wenn diese ganzen Schlaf-Hormon-Mechanismen nicht so ganz rund laufen. Was da alles mit unserem Körper und sogar mit unserer Psyche passiert... gruselig! Hätte ich das alles früher gewusst, hätte ich viel mehr darauf geachtet."

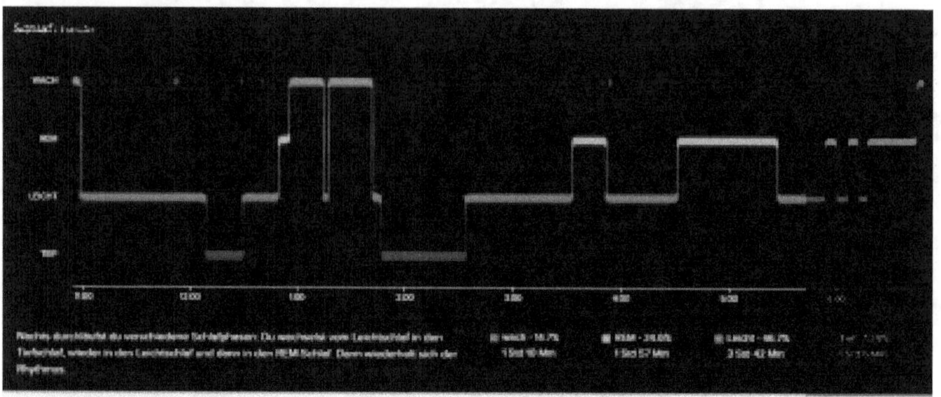

„Genau deshalb erklär ich dir das alles. Es geht um Wissen und das Umstellen von Gewohnheiten. Wenn du die Theorie zum Thema Schlaf nicht beherrschst, wie sollst du dann auf guten Schlaf achten und gegebenenfalls umstellen? Wirklich schwer ist es nicht, gut zu schlafen, Florella. Nur ein bisschen Disziplin und ein paar Regeln sind zu etablieren. Nutze deine Tracker-Uhr und beobachte deinen Schlaf. Du bist eine kluge Frau und wirst selbst erkennen, woran es hapert und kannst nach und nach an verschiedenen Stellschrauben drehen...“

„Weißt du Somniculus, was noch nervt: wenn meine Patenkinder bei mir zu Besuch sind und übernachten geht es die ganze Zeit: ,Florella, ich kann nicht schlafen!‘ oder ,Florella, ich will nicht schlafen!‘ Ich bin dann immer einfach nur noch genervt! ... und könnte allesamt auf dem Mond schießen!“ braust Florella auf. „Ich befürchte, spätestens jetzt fühlt sich jede Mutter und jeder Vater angesprochen: Somniculus, lass uns bitte die leidige Never-Ending-Zubett-Geh-Arie behandeln. Ich werde sonst verrückt, auch ich brauch meinen Feierband, auch wenn meine Patenkinder bei mir übernachten.“

„Ok, Florella! Hab‘ verstanden! Genügend Schlaf ist eine Grundvoraussetzung für Konzentrationsfähigkeit und Leistungsfähigkeit in der Schule, beim Homeschooling und in der Freizeit. Status quo in faktisch jeder Familie ist:

• Kind mehrt rum: Zähneputzen, duschen, aufräumen

werden viel zu spät angegangen
- Kind weigert sich, ins Bett zu gehen
- Konflikte sorgen für dicke Luft, Renitenzen und Traurigkeit kommen auf
- Kind kommt immer wieder unter irgendeinem Vorwand aus dem Bett, ist hippelig
- Kind kommt morgens nicht aus dem Bett, da es total übermüdet ist
- Kind ist übermüdet, langsam und tranig, was Eltern zur Weißglut treibt

Wie, Florella, glaubst du, wirkt sich dieser Zustand auf die schulischen Leistungen aus?"

Florella zeigte nur mit dem rechten Daumen nach unten.

„Ich werde dir nun – wie gewünscht - ein paar Methoden für leichteres Einschlafen und gesünderen Schlaf vorstellen. Vielleicht kannst du ja das ein oder andere in deinen Alltag einbauen – mit oder ohne Kids.

„Erstelle für deine Patenkinder für abends Listen. So vergessen die Kinder nix und müssen nicht permanent an alle einzelnen Aufgaben - gefühlte 150 mal - erinnert werden. Konflikte, miese Stimmung und Stress werden so vermieden. Ein Kind soll konfliktfrei ins Bett gehen, denn Adrenalin, das ja bei Stress und Ärger ausgeschüttet wird – hindert uns Menschen am Einschlafen."

„Folgender Tipp gilt für die Kids wie für dich selbst, Florella: Direktes Abendbrot vor dem Schlafengehen stört das Einschlafen, denn der Körper hätte damit noch ein paar Stunden Verdauungsarbeit zu leisten und kann nicht in den Ruhemodus abschalten. Das heißt mindestens 2-3 h vor dem Einschlafen, sollte nichts mehr gegessen werden.

Des Weiteren – auch wenn's schwer fällt - gib deinen Patenkindern vor dem Zubettgehen erst recht keine Süßigkeiten, kein Obst, keine süßen Getränke, denn Zucker macht Kinder hippelig und verhindert das Zur-Ruhe-Kommen."

„Aha, das wusste ich auch nicht!" murmelte Florella in sich hinein. „Warum denn eigentlich?"

„Der Grund liegt nahe" antwortete Somniculus „Zucker lässt den Blutzuckerspiegel und demnach den Insulinspiegel ansteigen. Die nun zur Verfügung stehende Glucose wird in Energie umgewandelt und macht somit putzmunter. Wie soll Einschlafen so denn gelingen? Unmöglich!"

„Für die Kids gilt - wie für dich selbst - eine fixe Schlafenszeit festzulegen, das ist bei uns 20:00 Uhr. Nach diesem Zeitpunkt gibt es nix mehr: kein Hörspiel, kein Buch, kein nix. Nur ein verdunkeltes, ruhiges und frisch gelüftetes Zimmer.

„Ja, ich verstehe, möchte ein Kind das Buch beenden, sollte es eben rechtzeitig zwei Stunden vorher starten: 18:00 Uhr und dauert das Hörspiel 1,5 h – dann muss 18:30 Uhr begonnen werden. So einfach ist das. Schlaf ist nun mal enorm wichtig für die physische und psychische Gesundheit, das Wohlfühlen und für die Leistungsfähigkeit am Folgetag." pflichtete Florella Somniculus bei.

Mit erhobenem Zeigefinger führte dieser fort: „Forschungen aus dem aktuellen Jahr haben herausgefunden, dass Colorellas Schüler häufig übermüdet und völlig unausgeschlafen in die Schule gehen. Ein Appell an alle Eltern! Hier muss Konsequenz walten, auch wenn diese täglichen Kämpfe für alle Eltern sehr anstrengend sein können… Ich weiß das."

„So wie bei uns Erwachsenen, ist es auch bei den Kindern: Gibt es Streit in der Arbeit, Ärger in der Schule oder Stress mit Partner oder Freundin, sind wir gereizt, traurig, wütend, aggressiv und Null-Problem-tolerant. Den Kindern geht es genauso. Wie glaubst Du, kann ein Kind einschlafen, wenn es Stress mit den Eltern, Ärger mit Freunden hat? Gar nicht!" stellte Somniculus in den Raum.

Florella brachte es auf den Punkt: „Also ist es unsere Pflicht, dafür zu sorgen, dass die Probleme zumindest kurz besprochen werden und ggfs. Lösungen empfohlen werden und dass die Schwere der Konflikte minimiert ist. Geschwisterstreit kann durch Aussprache und Versöhnung aus der Welt geschafft werden. Innerfamiliäre Spannungen müssen ausgeschaltet werden. Wir Erwachsenen sollten uns 10 min. Zeit nehmen, um mit jedem Kind vor dem Zu-Bett-Gehen noch etwas unter vier Augen zu quatschen und ggfs. Streit beizulegen, denn das Stresshormon Kortisol wirkt sich wirklich extrem negativ auf den Verlauf des Schlafs aus. Das heißt lasst uns jeglichen Stress vor dem Einschlafen vermeiden.

Kleiner Tipp von meiner Oma fügte Somniculus hinzu: „Insbesondere für Kinder: ein Tässchen heiße Honigmilch eine halbe Stunde vor dem Zubettgehen, senkt den Kortisol-Pegel und erleichtert das Einschlafen. Zuckerfreie Alternative wäre ein Tässchen Lavendel-Orangenblütentee – auch bekannt als Gute-Nacht-Tee – welcher auch beim Einschlafen hilft."

„Oder ein Gläschen Rotwein ist doch auch nicht zu verachten?!" zwitscherte Florella.

„Nein, das sehe ich anders, Florella! Sicher lässt es sich nach einem Gläschen Wein gut einschlafen, da Alkohol das zentrale Nervensystem beruhigt. Aber ..." und Somniculus hob den Zeigefinger erneut: „ ...Alkohol hat auch große Nachteile. Zum einen kann die regelmäßige Einnahme süchtig machen, denn Alkohol erfüllt in diesem Fall eine Funktion und Stoffe, die ein Funktion erfüllen sind zu meiden, weil Suchtpotenzial in ihnen steckt. Zum anderen provoziert Alkohol auch eher einen unruhigen Schlaf, denn der Körper muss ja nun den Alkohol erst wieder abbauen und kann nicht in den Regenerationsmodus schalten. Dieser anstrengende Abbau-Prozess stört einen erholsamen Schlaf. Und zum Dritten, kann es sogar vorkommen, dass der Alkohol die Zungen- und Rachenmuskulatur schwach werden lässt. Atemaussetzer und Schnarchen wären die Folgen."

„Ok, verstehe, dann hol ich mir lieber einen Einschlaftee aus der Drogerie" sagte Florella brav.

„So, frei nach dem Motto ‚Entspannte Eltern, entspannte Kinder!'

bitte ich dich, Somniculus, mir noch ein paar Tipps zu geben, um vor dem Schlafen runter zu kommen!"

„Gerne, Florella, Fernsehen, Zocken, PC und Handy gehören jedenfalls nicht dazu! Sie sind absolute Tabus vor dem Zubettgehen - das gilt für Erwachsene und Kinder gleichermaßen. Es gibt wunderschöne Möglichkeiten wie Meditation, Yoga, Hörspiele, Musik, Lesen... Letztere sind einfach zu nutzen, Yoga und Meditation können durch etwas Übung erlernt werden. Es gibt auch tolle Yoga-Poster, an denen man sich entlang hangeln kann, kombiniert mit einer ruhigen Musik: wie Klassik, Instrumental, Lounge etc. Auch auf YouTube oder ähnlichen Kanälen gibt es tolle und sogar kostenfreie Yoga- oder Mediations-Sessions für Erwachsene oder Eltern mit Kindern."

„Ja, Somniculus, auch Hörspiele gibt es zur Genüge auch online und kostenfrei. Wichtig hierbei ist es zu erwähnen, dass wir Erwachsenen jedoch die Zeit begrenzen sollten, sonst kann es ein, dass ein Kind um Mitternacht noch den Lieblingshelden lauscht."

„Ja, Florella, das ist wahr. Aber auch Lesen ist eine wundervolle Möglichkeit, zur Ruhe zu kommen. Sich müde lesen, ermöglicht einen geruhsamen Schlaf. Wann warst Du das letzte Mal mit deinen Patenkindern in der Bibliothek? Nutz dieses tolle Angebot, kostenfrei Bücher auszuleihen! Kinder lieben das Durchstöbern der Bücherregale. Die Kinder lernen flüssiger zu lesen..."

„... was nicht zuletzt die schulischen Leistungen in allen Fächern verbessern wird." ergänzt Florella.

„Definitiv, aber vergiss dich selbst nicht: gönne auch du dir mal wieder Lesezeit zum Entspannen. Und Florella, was ist das Wirksamste, um den Tag ausklingen zu lassen und zu relaxen?" Diese zuckte mit den Schultern.

„Ein kleiner Spaziergang durchs Grüne allein, mit Freunden oder mit der Familie! Das gleicht einem kleinen Tages-Cool-down. Wir Erwachsenen kommen endlich zur Ruhe, so auch die Kinder. Man kann den allabendlichen Spaziergang ritualisieren."

„Ja!" freute sich Florella „Ein großartiges Ritual, denn frische Luft und Natur lassen zum einen physisch entspannen und zum anderen Stress abbauen, sodass wir innerlich völlig aufgeräumt zu Bett gehen können. Danke für die vielen Tipps, Somniculus! Eigentlich ist es ja gar nicht so schwer so ein paar kleine Regeln einzubauen, um besser zu schlafen und besser vor dem Schlafen zu entspannen. Danke, danke, danke! Ich muss jetzt dennoch los, denn ich bin noch mit Victus zum Abendessen verabredet."

„Viel Spaß und gutes Gelingen bei deinen neuen Entspannungsmethoden und ich schlage vor, dass wir uns in ca. 2 Wochen mal treffen und du mir deinen Schlaftracker zeigst und mir erzählst, wie es so mit den neuen Gewohnheiten funktioniert hat und ob du dich damit mental besser und energetischer fühlst" schlug Somniculus vor.

„Ja, gerne. Das machen wir! Danke, dass du dir Zeit für mich nimmst, Somniculus!" Dieser winkte.

5. Victus vergöttert gutes Essen

Florella ging in den Garten, wo Victus bereits an einem gemütlich gedeckten Tisch auf sie wartete. „Wow, mein Lieber, das hast du doch nicht etwa für mich vorbereitet?! Einfach bezaubernd!"

„Du! Florella, du bist einfach bezaubernd und ganz davon abgesehen, mache ich es mir immer schön beim Essen. Das gehört doch zum Essen dazu wie Teller und Besteck. Oder siehst Du das anders?"

„Ja, das stimmt, leider lebe ich das nicht immer so… Ich bin aber total neugierig darauf, was du mir nun zum Thema Ernährung Spannendes zu vermitteln hast. Du weißt ja, es zippert hier und da und ein Leichtgewicht bin ich ja auch nicht wirklich…"

„Ok, neugierig bist du aber schon mal und das ist gut! Aber bist du auch bereit, dich auf Neues einzulassen? Deine körperlichen Beschwerden schreien ja bereits nach Hilfe. Wir wissen, dass die Zeit reif ist, zu handeln. Und weißt du was, die beste Motivation, ist der Erfolg! Der Erfolg, der sich zwangsläufig einstellen wird, wenn die Beschwerden durch die Umstellung deiner Ernährung nach und nach kleiner werden." Florella sinnierte vor sich hin.

„Weißt du, Florella, das Meiste sind Kleinigkeiten, die bewusst gemacht, ausgetauscht oder gemieden werden sollten. Wichtig ist es, dass du erkennst, dass du es dir wert bist, deinen Körper auch innerlich zu pflegen und ihm gut zu tun."

„Aha, innere Körperpflege also, verstehe! Ja, Victus, dies möchte ich zukünftig irgendwie hinkriegen. Nur wie, weiß ich bis jetzt noch nicht..."

„Gut, Florella, weißt Du, das Zitat von Juvenal ‚In einem gesunden Körper wohnt ein gesunder Geist' trifft den Nagel auf den Kopf! Das eine geht nicht ohne das andere! ‚Wohl wahr!' Denkst Du jetzt. Aber was heißt das jetzt konkret?"

„Für uns Erwachsene gilt: weniger ist mehr, es geht mehr um die Frage, was lass ich weg, als um die Frage, was esse ich. Schau, welche Mahlzeit am Tag du streichen magst, was fällt dir halbwegs leicht? Worauf verzichtest du, ohne dich zu sehr zu kasteien? Gönne deinem Körper Essenspausen, um zu regenerieren und auszumisten. Das Prinzip des intermittierenden Fastens hat dir sicherlich Salus bereits erklärt, stimmt's?! Starte deinen Tag mit einem grünen Tee oder einen Kräutertee mit Bitterstoffen, denn dies unterstützt die Aufräumarbeiten in deinem Körper richtig gut." Florella nickte etwas desillusioniert.

„Für Kinder hingegen gilt: Frühstück ist ein Muss! Auch wenn's nicht viel sein muss."

„Warum denn?" fragt Florella interessiert.

„Nun, der wach und munter machende Neurotransmitter Serotonin wird morgens stark produziert und korreliert mit der Nahrungsaufnahme. Genau deswegen ist es übrigens auch wichtig, die Essenszeiten an unsere Schlaf- bzw. Wachzeiten anzupassen. Wenigstens ein Stück Obst morgens sollte drin sein. Bereite deinem Patenkind einen kleinen Obstteller. Es wird zugreifen, auch wenn es eigentlich kein Frühstücks-Fan ist."

„Wie sollte ein ideales Frühstück vor der Schule denn aussehen?" fragt Florella.

„Ein leichtes Frühstück mit Vitaminen und Vollkorn schenkt Kindern die notwendige Energie, um durchzustarten. Vollkornprodukte sind gut, weil sie den Blutzuckerspiegel nur langsam ansteigen lassen, wohingegen Weißmehlprodukte den Blutzuckerspiegel schnell und steil ansteigen und senken lassen, sodass schnell wieder Hunger aufkommt.

Ein Warmgetränk am Morgen weckt den Körper auf, regt den Kreislauf an.

Letzteres unterstützt du übrigens auch, indem du morgens mit deinem Kind zur Schule zu Fuß gehst. Denn so wird nicht nur der Kreislauf deines Lieblings auf Touren gebracht, sondern auch die Arbeitsfähigkeit seines Gehirns hergestellt. Und deinem Fitness-Tracker gefallen deine zusätzlichen Schritte auch. So hast du morgens vor der Arbeit schon mal etwas für deinen Körper getan."

„Gute Idee! Und nebenbei schulen wir die Verkehrs-Kompetenz der Kinder, was ja bekanntlich beim permanenten Logieren per Kutsche oft auf der Strecke bleibt. Und wir haben Zeit zum Quatschen, Dinge zu besprechen. Das schafft Nähe, schweißt zusammen. Hm, und was machen Eltern, die keine Zeit dafür haben?"

„Keine Zeit, um mit dem eigenen Kind zur Schule zu laufen und zu quatschen? Dann empfehle ich, eine halbe Stunde früher aufzustehen und demnach eben eine halbe Stunde früher ins Bett zu gehen."

„Ja!" sagte Florella augenzwinkernd „Der Couch und TV verzeihen das! Morgens ein paar Minuten Schulweg zu Fuß, idealerweise durchs Grüne, entfaltet die Kräfte der Natur in dir: Kreislauf-Ankurbelung, Sauerstoffversorgung und mentale Erdung zugleich. Das tut einfach unglaublich gut!"

„Gut, Victus, du weißt, dass ich aber auch ein paar Kilos verlieren sollte. Wie kann ich diese Herausforderung meistern?"

„Bitte entspanne dich, Florella! Wichtig bei deinem Gesamtprojekt ist es, keine utopischen, sondern realistische Erwartungen zu haben: Übergewicht entsteht über Jahre, meist Jahrzehnte und braucht demnach auch etwas Zeit, um abgebaut zu werden. Schnelle Hauruck-Aktionen sind nicht von nachhaltigem Erfolg gekrönt und führen meist zum gefürchteten JoJo-Effekt.!" „Verstehe.'" nuschelte Florella irgendwie total down.

„Florella, ich schlage vor, dass wir es langsam angehen. Weißt Du, abnehmen wirst du nicht nur durch gesünderes Essen, sondern auch genügend Schlaf, Entspannung, Bewegung und ein gesundes emotionales Inneres. Du musst alles gleichzeitig anpacken, sonst wird das Ganze nichts."

„Ja, das ist mir mittlerweile auch bewusst geworden! Es sieht nach einer Menge Arbeit aus, so viele Lebensbereiche gleichzeitig anzupacken…! Wie soll ich das nur schaffen…?"

„Ja, aber auf der anderen Seite profitieren diese Lebensbereiche auch positiv voneinander, das heißt wenn du gut schläfst, hast du mehr Energie um dich zu bewegen, wenn du dich bewegst, isst du automatisch auch gesünder, wenn du gesünder isst und dich mehr bewegst, schläfst du besser, wenn du Sport machst, baust du Stress ab, wenn du weniger gestresst bist, isst du gesünder, wenn dein Seelenleben heilt, hast du weniger Stress… mit weniger Stress, schläfst du besser und Depressionen gehen zurück, und dein Gewicht fällt dann ganz nebenbei…"

„Ja, und so beißt sich die Katze in den Schwanz!" lacht Florella zum ersten Mal mit einem richtig hoffnungsvollen Ausdruck in ihren Augen.

„Ok, nun aber zurück zur Ernährung an sich, meine Liebe. Was bezeichnen wir denn eigentlich als Dickmacher? Weißt du das denn?"

„Hm, Zucker, Fett, Fast Food Weißmehl?"

"Ja, die gehören auch dazu, wobei Fett nur zum Teil… Alle Bestandteile in Mahlzeiten, welche den Appetit steigern, die Herstellung des dick-machenden Hormons Insulin ankurbeln und Energie aus den Nahrungsmitteln weg vom Verbrauch hinein in die Depotspeicher – sprich: Fettzellen – ableiten, bezeichnen mir als Dickmacher. Zu diesen faktisch süchtig machenden Dickmachern zählen AGEs (Advanced Glycation Endproducts), Umami, Fructose, Süßstoffe, Glukose, Eiweiße und Transfette (gehärtete Fette). Diese harmlos erscheinenden Stoffe manipulieren unseren Körper und täuschen unseren Geschmackssinn. Sie sind dafür verantwortlich, dass unser Appetit wächst. Abnehmen wird faktisch unmöglich und Insulinresistenz entsteht." warnt Victus mit erhobenem Zeigefinger.

Florella begreift: „Fazit: wir müssen uns bewusst machen, was in unserer Nahrung steckt und obige Stoffe eliminieren, stimmt's?!"

„Ja, Florella, wir müssen letztlich zu natürlicher traditioneller Nahrung zurückkehren.

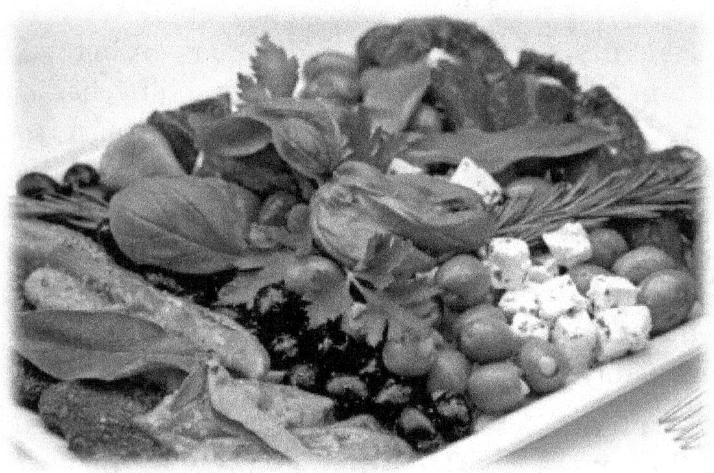

Denn die Lebensmittelindustrie ist verdammt geschickt, diese Dickmacher in unserer Nahrung zu verstecken. Oftmals wissen wir gar nicht, dass Suchtstoffe in unserem Essen stecken. Nicht nur McDonald und Co. sind ungesund und machen uns meist hungriger als vor dem Essen. Faktisch alle in schicke bunte künstlerisch gestaltete lecker aussehenden Fertigprodukte von Aldi, Lids, & Co sind Gift für uns. Es ist mittlerweile sehr schwer geworden, die gesunden unverarbeiteten Lebensmittel zwischen den Unmengen an Fertigprodukten und verarbeiteten Lebensmitteln zu finden."

„Das ist ja unerhört! Das war mir alles gar nicht so bewusst, Victus. Ich werde da mal beim nächsten Einkauf drauf achten!" rief Florella bestimmt und durchaus wütend.

„Ja, mach das! Und schau dir bitte auch mal folgende Grafik an. Du siehst eine Alterspyramide mit übergewichtigen Männern und Frauen und es ist klar ersichtlich, dass mehr Männer übergewichtig sind als Frauen, obwohl ihr Frauen Euch diesbezüglich mehr verteufelt und Männer ihren Bierbauch noch als sexy ansehen." Florella grinste sichtlich amüsiert.

„Also Florella, lass uns bitte langsam und vernünftig das Problem an der Wurzel angehen und keine Schnellschüsse machen. Versprich mir das!"

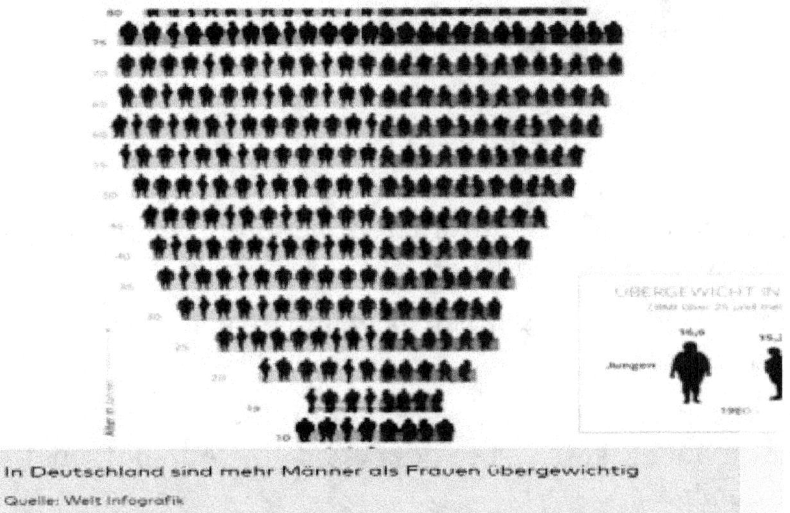

„Und weißt du was noch wichtig ist?! Dass du dich vorrangig basisch ernährst. Es ist grundsätzlich eine basenbildende Ernährung vorzuziehen, um eine Übersäuerung des Organismus zu vermeiden und somit langfristig Krankheiten und vorzeitigem Altern entgegenzuwirken. Basenbildende Lebensmittel sind die meisten Gemüsesorten und ein paar Obstsorten, Kartoffeln etc.

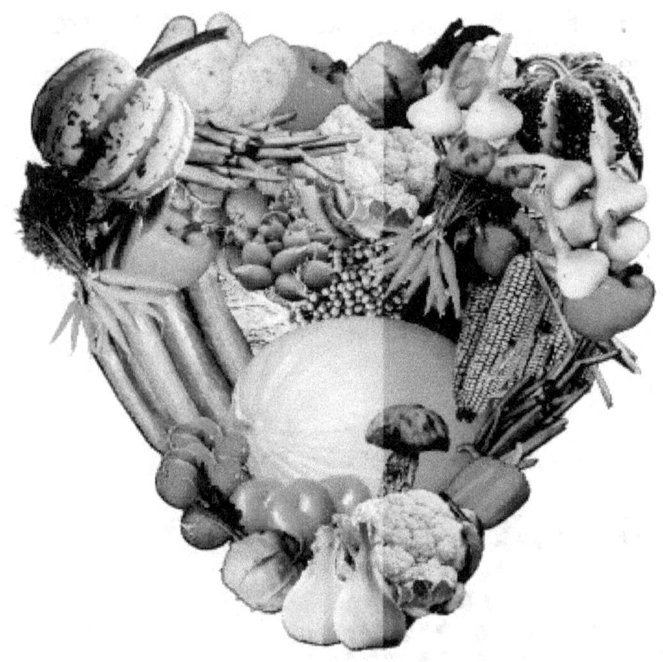

Zu den Säure-bildenden Lebensmitteln gehören beispielsweise Zucker, Eiweiß, Alkohol und Milchprodukte."

Und woher weiß ich jetzt ganz genau, welches Lebensmittel, was ist?" fragt Florella.

„Um herauszufinden, was Basen-bildend und was Säure-bildend ist, kannst du Bücher mit Listen oder auch eine App nutzen. Die gibt es zur Genüge!

Beachte bitte einfach, dass man sich vorrangig von Basen-bildenden Lebensmitteln, wenig von neutralen und nur ganz minimal von Säure-bildenden Lebensmitteln ernähren sollte. Deine Gesundheit und deine Schönheit werden es dir danken!" zwinkerte Victus Florella zu.

„Ja, und was ist mit anderen Ernährungskonzepten wie Low Carb oder Low Fat oder High Protein oder Mischkost oder LOGI-

Methode oder vegan oder vegetarisch? Was ist denn nun das gesündeste Konzept?" fragt Florella völlig verwirrt.

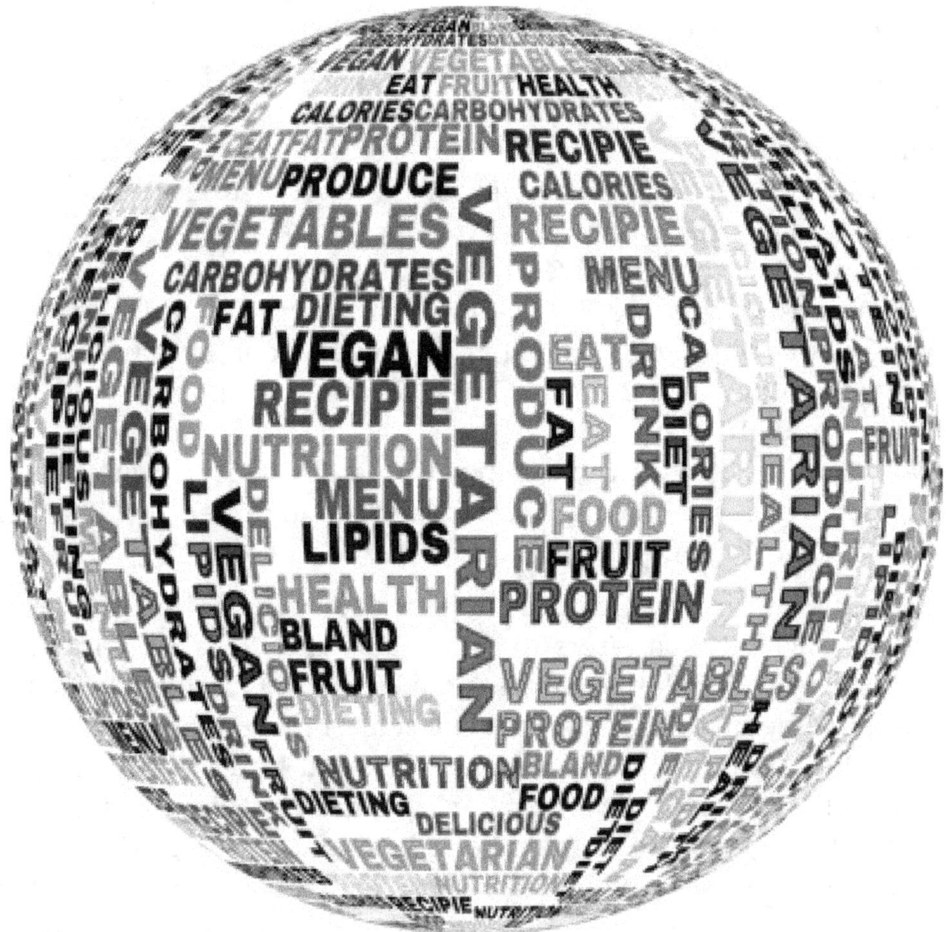

„Ach, meine Liebe, da darfst du dich nicht verrückt machen. Ernährungskonzepte gibt es viele und sicher hat jedes davon seine individuelle Daseins-Berechtigung. Es gilt, für sich und seine Familie das Konzept zu etablieren, was gesund ist und was mit allen Mitgliedern einer Wohn- und Lebensgemeinschaft, also gegebenenfalls auch mit den Kindern gelebt werden kann. Getreu dem Motto: ‚Wie die Mutter bzw. der Vater, so das Kind.' Eltern leben ihren Kindern gesunde Ernährung vor!"

Ja, Erwachsene sollten nicht Wasser predigen und Wein trinken!"

pflichtete Florella Victus bei.

„Bei immer mehr übergewichtigen Eltern und Kindern, sollen im Folgenden noch einmal Nährstoffe unter die Lupe genommen und ein paar grundlegende Regeln gesunder Ernährung festgehalten werden. Man sollte sich immer wieder vor Augen führen, dass gesunde Ernährung von Kindern und Jugendlichen - auch jenseits des Kleinkindalters - gelernt werden bzw. auf gesunde Ernährung umgestellt werden kann. Wir Erwachsenen sind wie gesagt die Vorbilder. Es ist unsere Verantwortung, Kindern die optimale Richtung zu zeigen. Florella, deine Ernährungs-Umstellung wird ganz in Ruhe ohne Stress und ohne ‚Ich muss!‘ oder ‚Ich darf nicht!‘ erfolgen, denn Hau-Ruck-Aktionen bringen wie gesagt meist keine Nachhaltigkeit.“

„Ja, das stimmt, man fühlt sich nur wie ein Looser, wenn man es wiedermal vermasselt hat mit der Abnehmerei...“ flüsterte Florella sichtlich unglücklich.

„Lass uns nun konkret auf die einzelnen Nahrungsmittelgruppen schauen. Es gilt, zuallererst für alle Haushalte Regeln bzgl. dem Konsum von Süßigkeiten und sonstigen Zucker-lastigen Produkten zu setzen, denn Zucker macht schlichtweg süchtig. Zuerst einmal gibt es Alternativen zum Süßen und Würzen - ohne den gängigen raffinierten Weißzucker - zu finden. Nüsse, Mandeln, Kokos, Honig, Kokosblütenzucker, Akazienhonig, Obst, Gewürze wie Zimt oder Anis sind hier Alternativen.“

„Aber Victus, auch bei diesen gesünderen Alternativen darf man nicht vergessen, dass sich darin auch Zucker versteckt, stimmt’s?!“

„Ja, Florella, das stimmt, dennoch gibt es mittlerweile zum Süßen und Backen gute Zuckeralternativen (jenseits der ungesunden Süßstoffe) mit Stevia (natürlicher Zucker), welche keine Kohlenhydrate enthalten und tatsächlich Insulin-neutral sind. Du kannst dies einmal versuchen - es funktioniert! Deine Familie wird es noch nicht einmal merken.“

„Diese Zuckeralternative ist Insulin-neutral. Warum ist das relevant, Victus?"

„Insulin-neutral bedeutet, dass dein Blutzuckerspiegel nicht steigt, wenn du etwas isst, und demnach kein Insulin ausgeschüttet wird. Durch regelmäßigen viel zu hohen Zuckerkonsum kommt es schon bei den Jüngsten zu Insulin-Resistenzen, was bedeutet: Die Körperzellen reagieren auf das Hormon Insulin weniger als die Körperzellen gesunder Individuen. Achtung! Dies beschreibt faktisch die Vorstufe von Diabetes."

„Ach, das hört sich ja schrecklich an! Fürchterlich! Und wie ist es um das Obst bestellt, Victus, besonders Kinder lieben ja Obst."

„Ja, Obst ist gesund, denn es besitzt Ballaststoffe, Vitamine, Mineralien und Spurenelemente. Bio-Obst ist natürlich noch gesünder, da es noch jede Menge sekundäre Pflanzenstoffe enthält, die im überzüchteten Industrie-Obst leider kaum noch zu finden sind."

„Sekundäre Pflanzenstoffe sind was genau?" stutzt Florella.

„Sekundäre Pflanzenstoffe sind Farb-, Duft- und Aromastoffe in Pflanzen. Sie fungieren zum Beispiel zum Anlocken von Insekten oder zum Abwehren von Schädlingen. Enthalten sind sekundäre Pflanzenstoffe in Gemüse, Obst, Kartoffeln, Hülsenfrüchten, Nüssen sowie Vollkornprodukten. Sekundäre Pflanzenstoffe sind deshalb essenziell wegen ihrer Einflüsse auf eine Vielzahl von Stoffwechselprozessen.

Es werden ihnen verschiedene gesundheitsfördernde Wirkungen zugeschrieben. Sie schützen möglicherweise vor verschiedenen Krebsarten und vermitteln vaskuläre Effekte wie eine Erweiterung der Blutgefäße und eine Absenkung des Blutdrucks. Weiterhin entfalten sekundäre Pflanzenstoffe neurologische, entzündungshemmende und antibakterielle Wirkungen."

„Wow, das hört sich ja wahrlich positiv an. Dann heißt es: zugreifen bei Bio-Obst!" freut sich Florella.

„Aber das in Maßen, denn Fruktose hat es in sich. Zwei Portionen Obst pro Tag genügen. Empfehlenswert wäre, wenn Kinder morgens und in der Schule Obst essen. Erwachsene sollten grundsätzlich auf den Glykämischen Index von Obst schauen. Ehe du fragst: ‚Der glykämische Index misst, wie hoch der Blutzuckerspiegel beim Verzehren eines Lebensmittels ansteigt. Der Index misst faktisch die Kohlenhydratbelastung' eines Lebensmittels. Nachmittags und abends sollte Obst übrigens gemieden werden. Zum einen hindert es beim Einschlafen, da es gären könnte. Und zum anderen macht Zucker wach, weil der im Obst massig enthaltene Zucker stört uns beim Einschlafen. Mein Tipp: Als Snack vorm Schlafen lieber ein paar Nüsse oder Gemüsesticks mit Dip servieren."

„Prima, Victus, auch das habe ich aufgenommen. Obst essen bekanntlich fast alle Kinder gerne, nicht zuletzt, weil es süß ist. Bei Gemüse sieht es häufig anders aus."

„Du sagst es! Bestimmt haben viele Eltern auch schon leidige Erfahrungen in diesem Bereich gemacht. Gemüse verfügt über noch mehr sekundäre Pflanzenstoffe als Obst, schmeckt nicht süß und in seiner Ursprünglichkeit auch mal bitter oder anderweitig markant. Heutzutage sind diese markanten Geschmacksstoffe weggezüchtet."

„Weißt Du, Florella, ich möchte noch einmal wiederholen: Gemüse essen, kann man lernen! Eltern sollten sich nicht von mäkelnden Familienmitgliedern abhalten lassen, Gemüse immer wieder anzubieten."

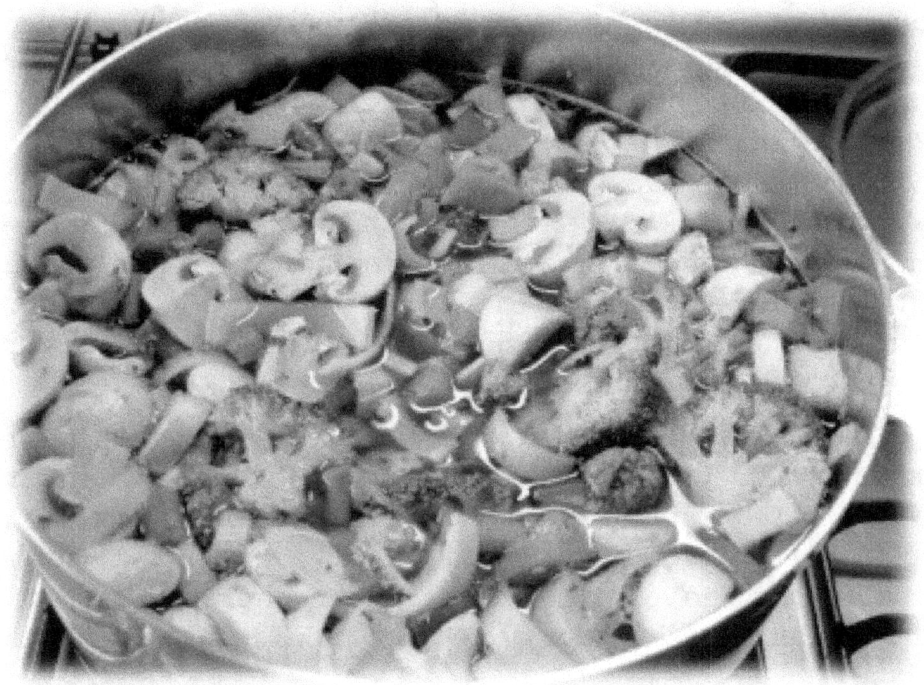

„Ja, bei uns gibt es die Regel, Gemüse zuerst, dann nach Gusto. Es gibt mehrere Sorten gedünstetes Gemüse zur Auswahl, so dass sich jeder bedienen kann. Wer Rohkost präferiert, kann als Alternative zu gedünsteten Gemüse eine Gemüsestick-Platte mit verschiedenen Dips anbieten. Ich versichere, sie wird restlos vertilgt werden – als ob es Süßes oder Chips wären. Auch Rohkostsalate können simple hergestellt werden: Kohl, Karotten oder Rettich einfach mit der Küchenmaschine reiben, mit Essig, Öl und Gewürzen abschmecken, frische Kräuter darüber streuen und fertig ist der leckere Salat!"

„Und ich als Koch, kann dir noch eine fixe Möglichkeit, Gemüse zu servieren, präsentieren: nämlich Suppen. Keine Zeit im Alltag? Diese Ausrede wird nicht akzeptiert, denn Gemüse dünsten, pürieren und abschmecken kostet maximal 10 Minuten Zeit. Mein Tipp: mit einem Quellmittel wie Kartoffeln oder Reis wird die Suppe sämiger und mit einem Schuss Pflanzenöl wird sie cremiger. Würzen muss man gar nicht viel: eine Prise Salz und etwas Pfeffer und ggfs. etwas Bio Zwiebel, Knoblauch, Liebstöckel oder Curry genügen. Ich verspreche: die meisten Menschen werden Suppen mögen. Und bitte, greife auf keinen Fall zu Büchsen und Tütensuppen, auch wenn darauf steht, sie seien gesund! Viele Zutäten sind künstlich erzeugt und faktisch im Labor entwickelt. Es werden Füllstoffe wie tierische Fette, Stärke und Zucker in Massen beigefügt. Das übergeordnete Ziel der Lebensmittelindustrie ist es nun mal, Geld zu verdienen und nicht Menschen gesunde Nahrung anzubieten. Es wird vielmehr großer Schaden am menschlichen Körper angerichtet. Die Auswirkungen zeigen sich oft erst nach vielen Jahrzehnten...“

„Ja, das ist mir mittlerweile auch bewusst. Aber lass uns konstruktiv denken, Victus. Weißt du eigentlich, dass Kinder auch gerne mal selbst für die ganze Familie kochen?! Vegetarische Gerichte sind leicht für unsere Sprösslinge zu kredenzen und werden uns Erwachsenen voller Stolz serviert. Gibt es irgendeinen Grund, den Kindern diese Chance des Großwerdens nicht zu ermöglichen?“

„Nö, sicher nicht!“ lacht Victus.

„Ne‘ Menge meiner Freundinnen mögen das nicht, weil danach die Küche immer etwas bekleckst ist, was wohl wahr ist. Aber ich betrachte es als wichtig, dass Kinder kochen, denn wo sonst lernen die Kinder gesunde Mahlzeiten zuzubereiten, wenn nicht zu Hause?“

„Stimmt! Und ganz nebenbei haben die Erwachsenen dann auch mal Koch-frei und können sich nach Strich und Faden verwöhnen lassen und die Batterien aufladen.“

„Weißt du Victus, und die Kinder mit zum Einkaufen zu nehmen und sie mitentscheiden zu lassen, welches Gemüse wofür gekauft wird, erleichtert den Zugang zum Grünzeug bei Gemüseverweigerern enorm. Wir werden jetzt eher mal auf den Markt gehen, um Bio-Gemüse zu kaufen, du weißt schon wegen der sekundären Pflanzenstoffe usw.“

„Ja, das ist ein guter Vorsatz, auch wenn es etwas teurer ist. Ich muss leider darauf hinweisen, dass herkömmliches Discounter

Gemüse deutlich weniger sekundäre Pflanzenstoffe hat als Bio-Gemüse. Es werden beispielsweise die gesunden Bitterstoffe (= sekundäre Pflanzenstoffe) aus Spinat und Zucchini weggezüchtet. Das bedeutet, das Industrie-Gemüse ist weniger gesund als Bio-Gemüse oder das Gemüse aus dem eigenen Garten. Natürlich kann man Bitterstoffe als Nahrungsergänzungsmittel dem Ernährungsplan zufügen. Aber Nahrungsergänzungsmittel sind wegen der vielen Begleitstoffe und Interdependenzen noch lange nicht dasselbe wie natürliche Lebensmittel. Wem gesunde Ernährung wichtig ist, sei gesagt: Es führt kein Weg daran vorbei, frisch und mit natürlichen Gemüsen zu kochen."

„Und wie sieht es mit Fleisch aus? Ist das gesund? Bei so einer großen omnipräsenten Veggie Bewegung..."

„Beim Fleisch scheiden sich die Geister, meine Liebe. Auch hier gilt, jeder sollte seinen eigenen Weg finden! In Maßen ist gegen Fleisch nix einzuwenden. Gesünder als Rind, Ente, Schwein sind fettarme Sorten wie Pute und Huhn.

„Fakt ist aber auch: Der Fleischkonsum weltweit steigt so enorm, dass ein Menge Regenwald – die Lunge unseres Planeten – weichen muss, um neue Weiden für Rinder zu schaffen – natürlich geht es auch hier mal wieder rein ums Geld verdienen. Das dies durch korrupte Regierungen gebilligt wird und durch die mächtigen Fleischbarone mit oft kriminellen Mitteln passiert, ist eine Tatsache." gibt Florella zu bedenken.

„Jeder von uns darf gerne darüber nachdenken, ob täglicher Fleischkonsum notwendig oder einfach nur eine Angewohnheit ist. Diese beruht oft noch auf vererbtes Gedankengut der Kriegsgenerationen, für die Fleisch verständlicherweise das Non-Plus-Ultra guter Ernährung darstellte. Aber: wir leben im Überfluss! Brauchen unsere Körper diese Fleischmassen denn wirklich? Tut es uns gut? Unsere Vorfahren haben wenigstens gejagt und vielleicht einmal im Monat ein Tier erlegt. Täglich Fleisch gibt es erst seit dem Wirtschaftswunder der 70er Jahre. Fleisch auf dem Tisch wurde seitdem zum Statussymbol der gutbürgerlichen Gesellschaft."

„Was für alte Kamellen! Unglaublich wie wir Menschen in solch uralten Zwängen gefangen sind…"

„Du sagst es! … Nun kommen wir von der Kuh zur Milch: Wusstest du, Florella, dass die stets als gesund beworbenen Milchprodukte die größten Dickmacher und schlichtweg schädlich sind. Milchalternativen wie Soja, Haferdrink, Mandeldrink, Reisdrink enthalten kein schädliches Milcheiweiß."

„Warum schädlich? Ich dachte immer, Eiweiß wäre so gut." fragt Florella sichtlich verwirrt.

„Eiweiß in Maßen ja und am besten pflanzliches Eiweiß wäre empfehlenswert! Bei Milcheiweiß sieht die ganze Sache anders aus: Die Milcheiweißmoleküle sind so groß sind, dass sie sich im Gewebe ablagern, weil diese eben nicht so einfach von der Lymphe, unserer körpereigenen Müllabfuhr abtransportiert werden können. Milch wirkt tatsächlich lymphbelastend. Die Lymphe verschleimt, wird fester und übersäuert. Dadurch entstehen Eiweißplaques und -stränge, welche unser Gewebe verstopfen und uns schleichend krank machen. Du wirst wenig Literatur dazu finden, Florella, da die Milchindustrie eine riesige Lobby weltweit hat. Wenige Lymphologen beschäftigen sich mit der Thematik. Die Ergebnisse sind sehr beunruhigend."

„Das Weglassen von Milch und Fleisch, Umsatteln auf Milchalternativen nennt sich im Fachjargon „vegan". Es gibt faktisch für jedes Milchprodukt eine vegane Alternative: Milch, Joghurt, Quark, Frischkäse, Käse, Hollandaise, Sahne, Crème fraîche können allesamt pflanzlich ersetzt werden."

„Apropos Pflanzen… wie sieht es denn mit Getreide aus? Da hört man ja auch dies und das… ich esse gerne Getreideprodukte, wie Brot und Pasta." versucht Florella herauszufinden, wie es damit aussieht.

„Nun, die glutenfreie Ernährung ist dir sicher auch schon mal zu Ohren gekommen – insbesondere wegen ihrer Relevanz bei

Zöliakie. Kurz gesagt: Getreide soll u.a. verantwortlich sein für das Leaky Gut Syndrom. Hierbei ist die Schutzbarriere der Darmwand nicht intakt, quasi löchrig und unverdaute Nahrungsbestandteile, Bakterien, Toxine und Stoffwechselprodukte gelangen somit in die Blutbahn. Außerdem entstehen Störungen bzgl. der Aufnahme von Nährstoffen, Vitaminen und Spurenelementen.“

„Oh, wie schrecklich! Daran denkt man sicher nicht, wenn man an einem duftenden Bäckerladen vorbei geht...“

Wohl wahr! Dabei werden auch diverse Enzymproduktionen gestört wie beispielsweise die Bildung von Diaminooxidase für den Abbau von Histamin oder die Bildung von Laktase für den Abbau von Milchzucker.“

Erschrocken ruft Florella: „Das heißt sämtliche Verdauungsabläufe spinnen rum...“

„Ja, vereinfacht gesprochen heißt das: was raus soll, bleibt im Gewebe, was rein soll, kommt nicht in den Zellen an. Das heißt die Müllabfuhr des Körpers funktioniert nicht richtig, der Körper verschlammt, Schadstoffe legen sich im Gewebe ab. Sauerstoff und Energie kommt nicht in den Zellen an, die somit ihren Job nicht erledigen können und der Energiehaushalt läuft nicht rund.“

„Und Zellulite, Fettansammlungen, Lethargie, Unwohlsein bis hin zu psychischen Veränderungen sind oftmals die Folge.“ fasst Florella ernüchtert zusammen.

„Im Fettgewebe des Bauchraumes werden Hormon-aktive Substanzen gebildet. Diese bilden Hormone, die den Körper falsch steuern. Auto-Immunerkrankungen und Depressionen können dann die Folge sein, wie du ja am eigenen Leibe bereits erfahren musstest.“

„Ja, das stimmt“ seufzt Florella traurig. „Und noch schlimmer: all das passiert offensichtlich bereits in den Körpern von vielen Kindern! Es handelt sich hier echt um einen schleichenden tückischen Prozess. Brrr…"

„Kopf hoch, meine Liebe! Es gibt mittlerweile tolle Getreide-freie Mehle oder auch Backmischungen auf Basis von Lupinen, Erbsen, Linsen, Soja, Mandeln, Leinsamen, Nüssen. Diese Kerne und Körner und Nüsse sind reich an wertvollen essenziellen pflanzlichen Fetten. Warum nicht mal ein Nuss-Brot ohne Mehl mit zur Arbeit nehmen? Probiere es aus. Es schmeckt lecker. Zum Kindergeburtstag mehlfreie Muffins sind der Hit! Und keiner merkt's!"

Gut, Victus, dann hätten wir ja alle Lebensmittelgruppen durch…"

„Ja, dem ist so. Ich möchte aber unbedingt nochmal auf die Vermächtnisse des Industrie-Foods eingehen. Natürliche unverarbeitete Lebensmittel – nämlich die, für die KEINE Werbung gemacht wird - sind zu empfehlen. Meide bitte Fast-Food und Convenience-Produkte komplett, denn diese enthalten eine Menge belastende Komponenten wie zugesetzte tierische Fette, zugesetzte Stärke, Zucker als Geschmacksträger. Außerdem findet die milliardenschwere Lebensmittelindustrie immer wieder Schlupflöcher um Zusatzstoffe für Aroma und Geschmacksverstärkung - unkenntlich gemacht - zu integrieren. Lebensmittel mit künstlichen Geschmacks-, Farb- und Konservierungsstoffen sind schlichtweg kurz- oder langfristig gesundheitsschädlich. Fertigprodukte sind die reinsten Zuckerbomben! Sie sind voller Maststoffe, die zu Übergewicht führen."

„Aber lass uns mal zur Praxis übergehen. Wie setze ich das Ganze denn nun in die Praxis um?"

„Ja, meine liebe Florella, dann lass uns zu den Themen Essensplanung und Esskultur kommen."

„Florella, du musst Folgendes verinnerlichen: um Fast-Food zu vermeiden, bedarf es der Planung der Mahlzeiten. Ein einfacher Speise-Wochenplan hilft Dir und deiner Familie, alle Mahlzeiten im Blick zu behalten, erleichtert den Einkauf und spart Zeit und Geld. Nicht nur für Familien mit Kindern ermöglicht der Speiseplan eine entspannte Kochroutine."

„Logisch! Und außerdem gelingt gesunde Ernährung besser, wenn geplant wird, welche Gemüsesorten wie zubereitet werden, denn das braucht etwas Vorbereitung wie schälen, schneiden bzw. einweichen bei Hülsenfrüchten. Diese Vorbereitungsarbeiten können auch schon am Vorabend erledigt werden, sodass das eigentliche Kochen in meinem stressigen Alltag schneller von statten geht." freut sich Florella. „Auch Snacks vormittags in Form von Obst oder nachmittags in Form von Gemüsesticks bedürfen etwas Vorbereitung."

Zusätzlich beachte bitte stets: folgende Garmethoden sollten vorrangig genutzt werden: dünsten und blanchieren, oder backen, denn kochen zerstört hitzeempfindliche Vitamine und braten in Fett erzeugt giftige Transfette und AGEs.

„Ja, so ist es! Essen ad hoc herzaubern – das vermögen dann doch eher die ungesünderen Fast-Food- oder Tiefkühl-Alternativen." bringt es Florella auf den Punkt.

„Wichtig wäre es mir noch, mit Dir über Esskultur zu sprechen. Dies betrifft alles, was neben dem Essen bei Mahlzeiten eine Rolle spielt:

> - dezente musikalische Untermalung
> - alle sitzen gemeinsam am schön gedeckten Tisch
> - die Essecke ist angenehm beleuchtet, eventuell bei Kerzenschein
> - TV, PC & Smartphone werden wegeräumt
> - Hygieneregeln werden eingehalten
> - man nimmt sich Zeit zum Unterhalten und nicht zuletzt zum langsamen gründlichen Kauen
> - man lässt sich gegenseitig ausreden und hört zu
> - es sollten keine großen Probleme debattiert werden, sondern neutrale Themen besprochen werden

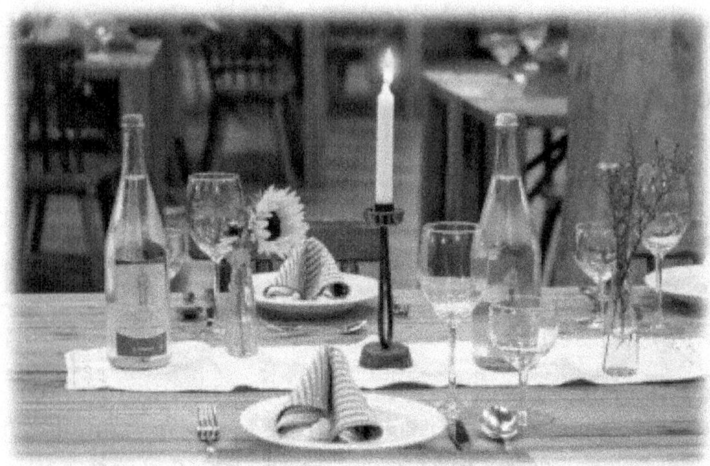

„Ja, so muss ein Mahl ausgerichtet werden! Das hast du toll zusammengefasst! Danke! Und weißt du was? Für Kinder kann man Tisch-Regeln visuell Kind-gerecht etablieren, wie folgende Tisch-Regel-Karte zeigt:

Hände waschen	
Tisch decken	
Gemüse vorbereiten	
Wasser mit Zitrone/Orange oder Tee oder Bowle bereiten	
Nacheinander reden	
Sitzen bleiben	
Hände und Mund waschen	
Tisch abräumen	

„Wow, das ist ja mal eine Praxishilfe, um die kleinen Monster in Schach zu halten!" lacht Victus. „Jetzt bin ich aber müde! Lass uns mal so etwa in einem Monat sprechen! Mal schauen, wie sich alles so entwickelt. Lass dir Zeit und stress dich nicht. Florella, es ist mir eine Freude, dich weiter begleiten zu dürfen. Lass uns nächste Woche mal zusammen ein schönes veganes Menü ausprobieren!"

„Das wird sicher Spaß machen und lecker schmecken, das Angebot nehme ich gerne an! Ich muss jetzt nun auch los, bin nämlich morgen früh schon um 7 Uhr mit Psychologus verabredet. Gute Nacht, Victus!"

„Gute Nacht, Florella!" winkt Victus sichtlich erschöpft…

6. Psychologus bekämpft emotionales Essen

Florella klingelt pünktlich um 7:00 Uhr an Psychologus Praxis.

Dieser öffnet im weißen Kittel und begrüßt sie mit einem breiten Lächeln. „Guten Morgen, Florella, komm doch herein und nimm dort drüben in der Couchecke Platz. Darf ich Dir einen Tee oder ähnliches anbieten?"

„Ja, gerne. Ein grüner Tee wäre super!" bedankte sich Florella.

Psychologus kam mit dem Tee und setzte sich Florella gegenüber. „Ich hoffe, du hast gut geschlafen und bist fit?!" Sie nickte.

„Wie bereits erörtert, hängt ja alles miteinander zusammen: Geist, Körper, Schlaf, Entspannung, Emotionen, Wohlfühlen, Wille, Atmosphäre, Leistung, Erfolg. Deshalb möchte ich mich mit dir jetzt über das Thema ‚emotionales Essen' austauschen."

„Was bedeutet denn ‚emotionales Essen'?"

„Das erkläre ich dir jetzt. Wir gehen zuerst einmal der Frage nach: ‚Warum ist Essen so beruhigend?' Hast du eine Idee? Nein?" spannte er sie auf die Folter.

„Grundsätzlich weiß ja jeder, welche Nahrungsmittel halbwegs gesund sind und welche nicht. Du hast das ja auch mit Victus ausgiebig besprochen. Es kann also nicht nur am Essen an sich liegen, warum Menschen – insbesondere auch Kinder und Jugendliche - immer häufiger übergewichtig werden. Wir gehen nun dem weitverbreiteten Phänomen ‚gefühlsbedingtes und stressbedingtes Essen' auf den Grund. Warum essen wir eigentlich, Florella?"

„Ich denke, Ziel des Essens ist es doch normalerweise, Hunger zu stillen." antwortete diese.

„Richtig, das wäre der Normalfall. So haben es unsere Vorfahren getan. Beim emotionalen oder stressbedingten Essen jedoch, nimmt der Mensch ohne Hunger Nahrung auf.

Das Ziel emotionalen Essens ist es, ruhig zu werden, sich zu beruhigen bzw. zu betäuben, Gefühle zu mindern bzw. zu vermeiden.

Ziel kann es auch sein, sich besser zu fühlen oder schöne Gefühle zu verlängern oder unterdrückte Bedürfnisse zu befriedigen."

„Hm, klingt schräg..." murmelt Florella.

„Achtung, meine Liebe! Das sind echt fiese Mechanismen. Diese Systematik ist dieselbe wie bei diversen Süchten wie zum Beispiel Alkohol-, Arbeits-, Drogen-, Nikotin-, Schönheits- oder Sport-Sucht: Der Mensch tut etwas, um Gefühle mehr oder gar nicht zu fühlen oder er tut etwas aus Ärger, Wut, Angst oder um ein ungestilltes Bedürfnis wie beispielsweise Liebe, Nähe, Gemeinschaft, Anerkennung, Erfolg zu decken."

„Aaaah, es beginnt mir einzuleuchten, worauf du hinaus willst..." fängt Florella an zu verstehen.

„Man unterscheidet zum einen Stressbezogenes Essen und zum andern Gefühlsbedingtes Essen. Beides ist meist die Hauptursache für Übergewicht."

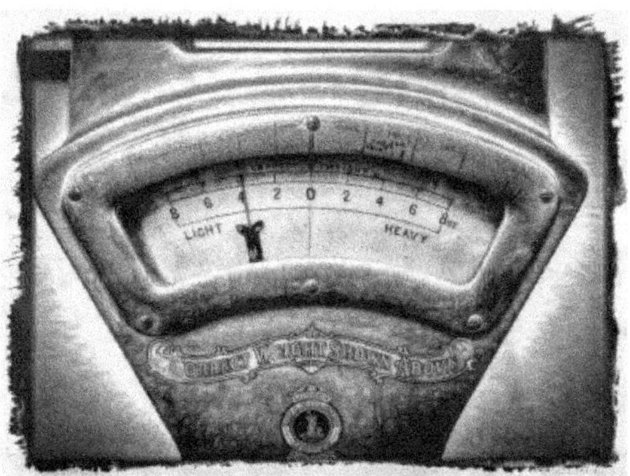

„Ok...???" Fragezeichen in den Augen von Florella.

„Stressbezogenes Essen ist Nahrungsaufnahme als Reaktion auf Überforderung, Ängste, Verärgerung, Wut oder Ähnliches.

Gefühlsbedingtes Essen hingegen ist Essen als Reaktion auf alle möglichen Gefühle. Diese Gefühle können zum einen wie schon erwähnt, negativ sein, zum anderen kann gefühlsbedingtes Essen auch bei positiven Emotionen wie Freude, Überraschung, Glück, Erfolg auftreten."

„Ja, es sich mal so richtig gut gehen lassen, sich belohnen, Erfolg mit Essen feiern...'. Sowas meinst du, oder? Geht das nicht zu weit? Ich bin doch nicht süchtig!"

„Sicher bist du das nicht! Jedoch sind die Grenzen zwischen emotionalem Essen und einer Sucht fließend - eine Grauzone also. Ich möchte lediglich für Sensibilität bzgl. des Themas ‚Emotionales Essen' werben und an diesem Punkt noch nicht in die Tiefe gehen. Ich denke du hast verstanden, worauf ich hinauswill." versucht Psychologus etwas Spannung aus dem Gespräch zu nehmen.

„Bitte nimm zur Kenntnis, dass emotionales Essen auch als Vorstufe zu Essstörungen wie Magersucht, Bulimie oder der Binge-Eating-Störung (im Volksmund ‚Fresssucht' genannt) insbesondere bei Jugendlichen gesehen werden kann. Insbesondere Bulimie ist äußerlich bei einem Kind nicht sichtbar, wird gut versteckt."

„Oh ja, ich habe verstanden. Ich werde bei meinen Patenkindern ein Auge drauf haben..."

„Super! Weißt du, Florella, der Prozentsatz an Kindern und Jugendlichen mit Essstörungen ist höher als angenommen. Dies haben unabhängige wissenschaftliche anonyme Studien ergeben – siehe Grafik – Quelle: rki.de

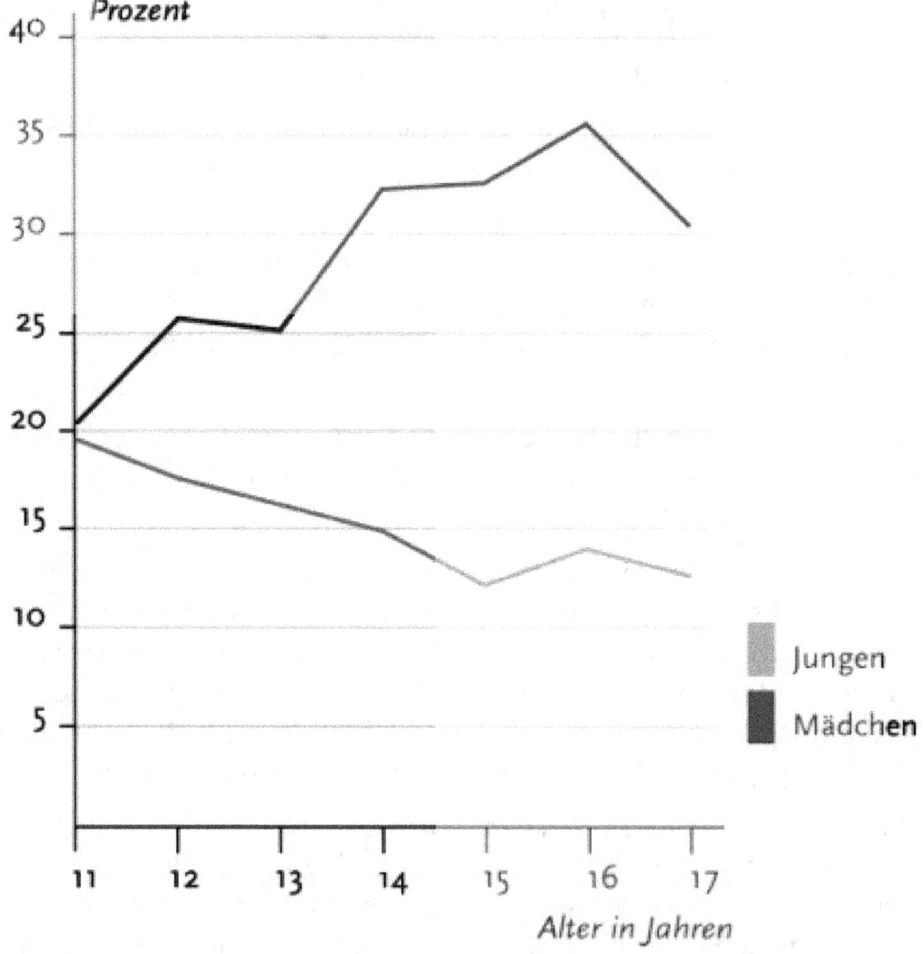

„Oh, man, das ist ja erschreckend!" ruft Florella sichtlich erregt.

„Ja, das ist es, Sensibilität und das Gespräch mit Kindern wären angebracht.

Lass uns aber nun einmal genauer hinschauen, wo es bei dir hängt. Dafür habe ich einen Drei-Stufen-Prozess entworfen, an dem du dich entlang hangeln kannst:

(1)   Wahrnehmung der Gefühle und Emotionen protokollieren

(2)   Analyse der Gefühle und Emotionen

(3)   Alternativen finden

„Hört sich einfach an..." sagt Florella. "Lass uns starten!"

1. Schritt: Wahrnehmung protokollieren:

Du kannst die folgenden Ausführungen nutzen, um herauszufinden, ob emotionales Essen oder stressbedingtes Essen bei dir oder in der eigenen Familie ein Thema sind. Protokolliert werden dafür einfach einmal die jeweiligen Gefühle, welche bei Nahrungsaufnahme, Naschen, Trinken zu spüren sind:

- Was denkst Du da gerade?
- Was fühlst Du?
- Bist Du erschöpft oder müde?
- Bist Du sauer, verärgert, wütend?
- Fühlst Du Dich allein oder gelähmt oder nicht wertgeschätzt oder verletzt?
- Oder, oder, oder ...

Protokolliert können die bewusst gewordenen Emotionen:

- nur in Gedanken
- auf einem Blatt Papier
- in ein Notizheft
- ins Smartphone

Entscheide dich für eine Variante.

Wichtig bei der Protokollierung ist auch der Essens-Zeitpunkt.

Und zu guter Letzt sind die Position des Essenden und seine Position beim Essen zu erfassen:

- Im Sitzen, am Tisch oder beim Umherlaufen
- Allein oder gemeinsam mit anderen
- Bewusst oder nebenbei z.B. beim TV, beim Umherlaufen

Eine Markierung, ob es sich um geplantes oder spontanes Essen handelt ist essenziell.

Das Gefühl nach dem Essen ist auch wichtig und sollte klar benannt werden, auch wenn's komisch klingt.

Ich habe dir mal ein Beispiel-Protokoll mitgebracht, welches veranschaulicht, wie du was eintragen solltest.

Beispiel: Ess-Protokoll Montag, 28.09.2020 Max Meier

Uhrzeit	Gefühl davor	Hunger?	Was?	Geplant/ spontan?	Allein	Tätigkeit?	Gefühl danach
08:01	Müde	Kein Hunger	Vollkorn-Brötchen Schinken, Honig	Ja	Mit Kindern	Am Tisch	Munterer, Kreislauf unten
10:00	Gestresst	Kein Hunger	Snickers	Nein	Allein	arbeitend am Schreibtisch	schlechtes Gewissen
11:45	Gelangweilt	satt	Apfel	ja	Ja	Umherlaufen	Unverändert
13:30	Erschöpft, hungrig	Kein Hunger	Erbsensuppe	Ja	Mit Kind	Am Tisch	Noch erschöpfter
17:30	Völlig kaputt, hungrig		Gemischter Salat	Ja	Familie	Am Tisch	gut
17:45	Kaputt, hungrig		Tiramisu	Ja	Familie	Am Tisch	Belohnung für Tag
20:30	Froh, dass Kinder im Bett sind	Nein	Wein + Nüsse	Nein	Mit Mann	Couch beim TV	Belohnung für Tag

Auswertung & mögliche Alternativen zur Ernährungsoptimierung:

*zu oft gegessen => Alternative: Karotte, Plan

*kaputt & erschöpft gegessen => Alternativen: ausreichend Nachtschlaf, Power-Nap, Sport, Spaziergang

*gestresst gegessen => Alternativen: Meditation, Yoga, Spaziergang

*ungesund gegessen: Snickers, Wein => Alternative: Bitterschokolade, Nüsse, heißer Tee

„So, Florella, kommen wir zum

2. Schritt: Analyse der Gefühle und Stressfaktoren

Nach ein paar Tagen kannst du dann deine Aufzeichnungen sichten und einen Trend erkennen, welche Essentrigger sich kristallisieren und welche Essens-begleitenden Angewohnheiten überdacht werden müssten.

Gefühlszustände, die stressbedingtes Essen verursachen, könnten sein:

- ▸ Einsamkeit => Essen tötet dieses Gefühl (Vermeidung)
- ▸ Leere => mit Essen lässt man es sich gut gehen
- ▸ Langeweile => Essen bringt Farbe in das triste Leben
- ▸ Fehlende Wertschätzung => Essen belohnt
- ▸ Angst => Essen unterdrückt das Gefühl
- ▸ beruflicher oder existenzieller Druck => Essen betäubt diese hässlichen Gefühle
- ▸ Erschöpfung, Burnout => Essen soll Energie liefern
- ▸ Ärger mit Mitmenschen => Essen tröstet, ‚das Essen ist jetzt nur meins, lasst mich alle in Ruhe'

„Oh, jetzt beginn ich mich aber an der eigenen Nase zu zupfen. Ich befürchte, deine Methode wirkt bei mir, Psychologus! Irgendwie macht mir das Ganze ja schon Angst!"

„Das muss es nicht! Hör einfach weiter zu. Zur Erinnerung: Das Stresshormon Kortisol hemmt die Wirkung von Somatotropin, welches für Fettabbau und Muskelaufbau zuständig ist."

„Na großartig, da haben wir's..." seufzt Florella.

Psychologus führt fort: „Die schlechte Nachricht: Es gibt wohl so einige negative Gefühle und Stressfaktoren, welche da als Essenstrigger transparent werden, nicht wahr?! Aber... die gute Nachricht: Es gibt sehr viele Alternativen, die hier als Ersatz für dieses Essen ohne Hungergefühl genutzt werden können. Florella, lehn dich zurück! Kommen wir nun zu:

3. Schritt: Alternativen finden:

Es gibt wirklich unendlich viele gute Alternativen, um Emotionen jenseits von Essen oder anderen Drogen zu begegnen:

- ► Stressauslöser eliminieren durch bessere Organisation
- ► Konflikte mit Mitmenschen begleichen
- ► wieder zu sich finden und reflektieren, auch mal Alleinsein genießen
- ► Stress abbauen und entspannen durch Musik lauschen, Meditieren, Yoga
- ► Sport, Spaziergang durch die Natur relativiert Sorgen
- ► soziale Kontakte wiederbeleben, quatschen, sich ehrlich austauschen, lassen die Schwere mancher Probleme verschwinden
- ► den Geist füttern: das Leben genießen, Spaß haben, neue Freizeitaktivitäten ausprobieren, Kultur genießen
- ► entspannen durch Wellness, Lesen, Chillen
- ► Tapetenwechsel für das Gehirn durch Reisen oder interessante neue Seminare
- ► Sich neue kleine Ziele setzen und es durchziehen, diese zu erreichen, stärkt das Selbstbewusstsein
- ► auch mal nein sagen und sich mal wieder nur um sich selbst kümmern...
- ► sich belohnen mit einem Friseurbesuch, einer Massage, einem Spaziergang
- ► last but not least: therapeutische Hilfe suchen, wenn man selbst nicht weiterkommt

Die Liste kann wirklich unendlich fortgeführt werden. All diese Möglichkeiten bieten Raum, um Bedürfnisse zu befriedigen und emotionales Essen, Trinken und grundsätzlich jeglicher Form von Süchten zu begegnen.

Schlicht durch die Bewusstmachung der internen Trigger können solche – ja, es sind Störungen und ungesunde Mechanismen - aufgelöst werden. Florella, probiere es aus! Aber erwarte nicht, dass du all deine tiefsitzenden emotionalen Knäuel an einem Tag entwirrst.

Lass dir Zeit und genieße kleine Erfolge diesbezüglich. Sei gut zu dir und quäle dich nicht.

Du wirst die Blockaden auflösen, für deren Auflösung du bereit bist. Du wirst nicht alles zu 100% auflösen, denn du bist ein Mensch! Und das ist gut so! Menschen sind nicht zu hundert Prozent perfekt. Ganz davon abgesehen, wer legt eigentlich fest, was ‚perfekt‘ ist?"

„Ja, da muss ich dir beipflichten! Wer maßt sich das eigentlich an? Danke, Psychologus, deine einfühlsamen Worte nehmen etwas den Druck aus dem Kessel. Ich bin mir darüber im Klaren, was ich tun muss.

Ich weiß aber auch, dass ich Rückschläge, schwache Momente haben werde. Ich werde mein Leben nicht von einem Moment zum anderen ändern können, aber ich fange sofort damit an und werde dranbleiben.

Und es ist schön, dass ich Freunde wie dich, die Jungs, Structurella, meine Patenkinder und meine Eltern habe." sagt Florella sichtlich ruhiger.

„Ja, Freunde und Familie unterstützen ungemein! Aber lass uns nochmal schauen, ob wir zum Thema Essen noch etwas vergessen haben..."

„Ok, was meinst du? Was fehlt denn noch?" fragt Florella verdutzt.

„Nun, abschließend kann gesagt werden, dass es nicht DIE EINE gesunde Ernährung gibt. Die zentrale Botschaft unseres Gespräches ist, dass Essen BEWUSST zubereitet und zu sich genommen werden sollte. Was gesund ist und was nicht, weiß so gut wie jeder, ein lebbares gesundes Ernährungs-Konzept zu etablieren, obliegt jedem selbst."

„Ja, denn es gibt – wie wir gelernt haben - zu jeder ungesunden

Möglichkeit eine gesunde Alternative." pflichtet Florella stolz bei.

„Wichtig wäre es noch zu erwähnen, dass ein gesundes Essen jenseits von Rohkost eine Planung voraussetzt. Ein Wochen-Speiseplan kann da Abhilfe schaffen. Der Essens-Plan könnte zum Beispiel sonntags im Familien-Rat gemeinsam erstellt werden: alle Geschmäcker, Vorlieben werden somit berücksichtigt."

„Ja, das werde ich einführen!" bestätigt Florella bestimmt.

„Florella, und ganz wichtig ist es, dass für die Essenzubereitung und die Mahlzeit an sich unbedingt genügend Zeit eingeplant und genommen werden sollte." ergänzt Psychologus.

„Ja, sonst landen wir wieder beim Fast Food!" bekräftigt Florella.

„Genau! Schauen wir uns einmal unsere südlicheren Nachbarn an, sehen wir, dass Essen eine wichtige zentrale Rolle im Familienleben spielt – ja faktisch als Heiligtum zelebriert wird. Können wir in Colorella möglicherweise etwas davon lernen?"

„Ja, ich glaub schon! Aber Psychologus, kannst du mir die Essenz zum Thema Essen vielleicht nochmal kurz zusammenfassen? Es ist schon komplexer als ich vermutete."

„Na, klar, ich habe dir eine Infografik zum Thema erstellt. Bitte schön, meine Liebe! Häng sie dir in die Küche, so kannst du immer mal nachschauen, ob du auf dem richtigen Weg bist."

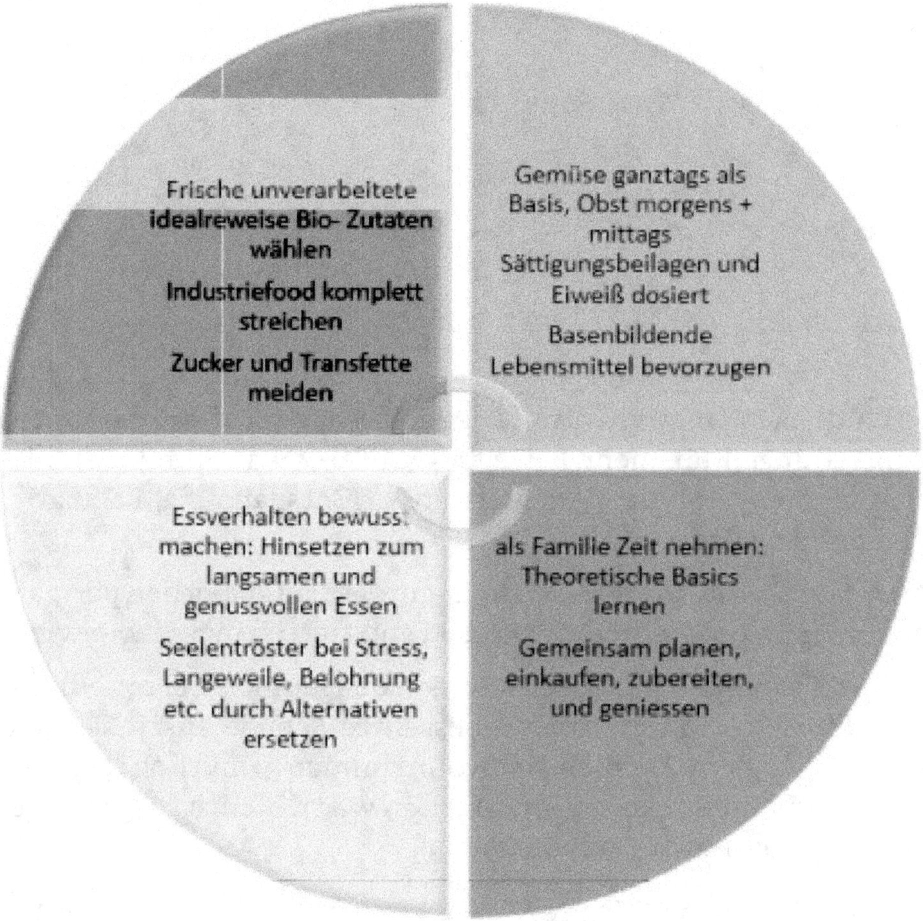

Frische unverarbeitete idealreweise Bio– Zutaten wählen
Industriefood komplett streichen
Zucker und Transfette meiden
Gemüse ganztags als Basis, Obst morgens + mittags
Sättigungsbeilagen und Eiweiß dosiert
Basenbildende Lebensmittel bevorzugen
Essverhalten bewusst machen: Hinsetzen zum langsamen und genussvollen Essen
Seelentröster bei Stress, Langeweile, Belohnung etc. durch Alternativen ersetzen
als Familie Zeit nehmen: Theoretische Basics lernen
Gemeinsam planen, einkaufen, zubereiten, und geniessen

7. Relaxatio lehrt Entspannung

Nach dem Fußmarsch von der Arbeit – was zu Florellas ersten Umstellungen für mehr Bewegung zählte - war Florella an diesem schönen Tag mit dem Meister der Entspannung, Relaxatio, verabredet. Warum wohl?

Nun, Florella hatte erkennen müssen, dass sie eigentlich permanent unter Strom steht und dringend entstressen muss. Aber wie?

Relaxatio meldet sich an der Sprechanlage mit seichter Hintergrundmusik. „Komm rauf, Liebes! Bitte Schuhe ausziehen und einfach auf dem Teppich im Wohnzimmer gemütlich machen. Nimm Dir eine Decke, damit du schön warm bleibst." Florella gehorchte brav, lief die Treppe rauf.

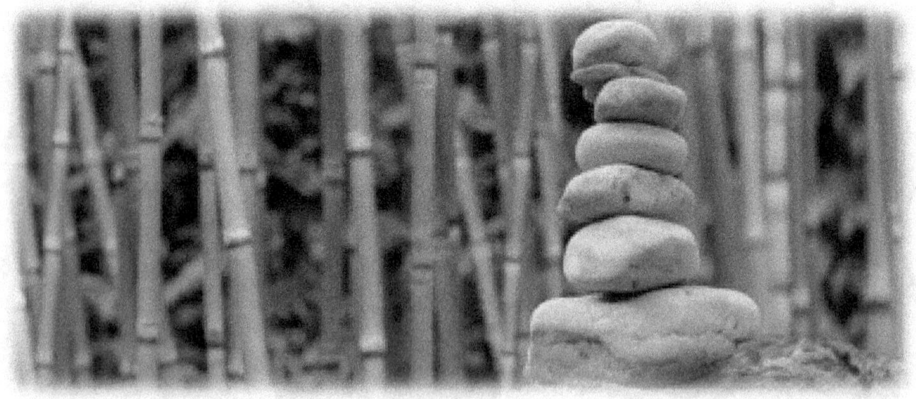

Relaxatio kam barfuß zur Tür „Hi Florella, gut siehst du aus! Warst du im Urlaub?" Seine Wohnung war schön behaglich warm. Der Kamin flackerte, was ein heimeliges Gefühl in die vier Wände zauberte. „Nein ich war heute nur schon viel an der frischen Luft unterwegs und bin jetzt ehrlich gesagt ziemlich platt. Schön, dass es bei dir so gemütlich ist! Meine Patenkinder würden das auch mögen...“

„Ja, wir Erwachsenen sind die Vorbilder für die Kinder, dessen sollten wir uns stets bewusst sein. Sind wir angespannt, wirkt sich das direkt auf unsere Kinder aus. Je kleiner die Kinder, desto unmittelbarer kann man den Zustand der Mutter am Verhalten der Kinder ablesen. Kinder sind heutzutage schon oft gestresst durch Schule, minutiös durchgetaktete Tagesabläufe, familiäre Spannungen, zu viel Medienkonsum. Kinder sollten von klein auf lernen sich bewusst zu entspannen. Wir Erwachsenen müssen da mit gutem Beispiel voran gehen. Und deshalb bist du heute hier, nicht wahr, Florella?!“

Diese nickte lächelnd und man merkte ihr an, dass nur die anheimelnde Umgebung sie bereits entspannen ließ.

„Gut zuerst ein bisschen Theorie: setz dich mal gemütlich und höre zu: Kortisol - im Volksmund als Stresshormon bezeichnet – aktiviert katabole Stoffwechselvorgänge und liefert dem Körper somit energiereiche Verbindungen. Es wird bis ca. 23 Uhr abends produziert. Danach wird die Produktion gedrosselt und erst ab 3 Uhr morgens wieder angeschmissen, sodass der Körper sich langsam auf das Aufwachen vorbereiten kann. Aber was hat es mit Kortisol eigentlich auf sich? Kortisol wird also bei Stress in wachsendem Maße produziert und verhindert das Einschlafen.“

„Ich weiß, das hat mir Somniculus auch schon erklärt: ich muss die Kortisol-Bildung vermeiden, wenn ich einschlafen möchte ... aber wie denn nur?“

„Warte, ich bin noch nicht fertig mit dem theoretischen Teil! Das Kortisol ist ein überlebenswichtiges Relikt aus der Steinzeit: ein wildes Tier greift an, Angst und Stress entstehen und lassen den Blutzucker sinken, der Kortisol Level steigt, um Energie bereitzustellen. Kortisol triggert hierbei den Abbau von Zucker und Proteinen, initiiert im Fettgewebe den Fettabbau und gibt der Leber den Anstoß, Glukose und Fettsäuren freizusetzen. Das Insulin senkt dabei den Blutzuckerspiegel und Glukagon steigert diesen."

„Wow, das klingt nach sehr klar austarierten Mechanismen." raunt Florella voller Respekt.

„Oh ja! Und: Achtung! Dauerstress kann zu einer Insulinresistenz führen. Das ist faktisch die Vorstufe zu Diabetes, denn durch das viele Kortisol steigt der Blutzuckerlevel. Die Folge davon ist eine Zunahme der Fettdepots im Körper und Körperfett in Energie umzuwandeln ist nun schier unmöglich. Deshalb musst du Entspannung als festen Bestandteil in deinen Tagesablauf integrieren - genauso wie Duschen und Zähneputzen, verstehst du?! Sonst wirst du nie Gewicht verlieren können!" mahnt Relaxatio sehr ernst.

„Aha, ich kapiere den Zusammenhang jetzt!" ruft Florella „Entspannung und Stress bedingen sich also gegenseitig. Deshalb ist Entspannung so wichtig: denn nur durch diese wird der Kortisol-Pegel gesenkt und Entspannung ermöglicht."

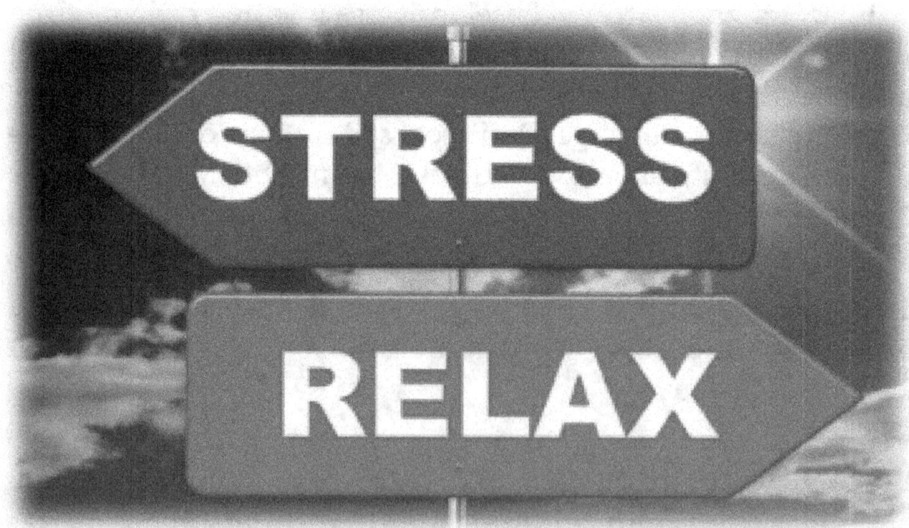

„Oje, wie entspanne ich mich denn nun eigentlich? Wenn ich es als Erwachsene schon nicht kann, wie bringe ich es dann den Kindern bei?"

„Florella, Entspannung kann man lernen! Und glaub mir, das ist noch nicht mal sonderlich schwierig!

1. Schritt: Lass den Fernseher einfach mal aus und leg das Handy in eine Schublade. Keine Angst, die Welt geht dabei nicht unter!

2. Schritt: Nimm ein Tablet, Notebook, gehe ins Internet, rufe YouTube auf und suche nach dem Begriff progressive Muskel-Entspannung oder Yoga zum Einschlafen oder Relax-Natur Meditation. Die Geschmäcker und persönlichen Vorlieben sind da ganz unterschiedlich, es kann auch entspannend sein, sich einfach auf eine Matte oder Decke auf den Boden zu legen, seine Lieblings-musik oder ein Hörbuch zu hören und tief ein und aus zu atmen. Oder man lauscht einfach nur der Stille. Das ist auch mal schön! Und genau das können auch die Kinder machen. Lebe es vor! Es wird sich auszahlen. Du kannst die Übungen auch zusammen mit Deinem Patenkind praktizieren und somit Entspannung, Yoga, Mediation üben. Die Kleinen lieben jegliche gemeinsame Aktivitäten, die wir Erwachsenen mit ihnen unternehmen.

Das richtige Maß zwischen passiver Erholung: eine Massage genießen, faulenzen, kuscheln und zu Hause relaxen – und aktiver Erholung außerhalb der eigenen vier Wände - ist gefragt!

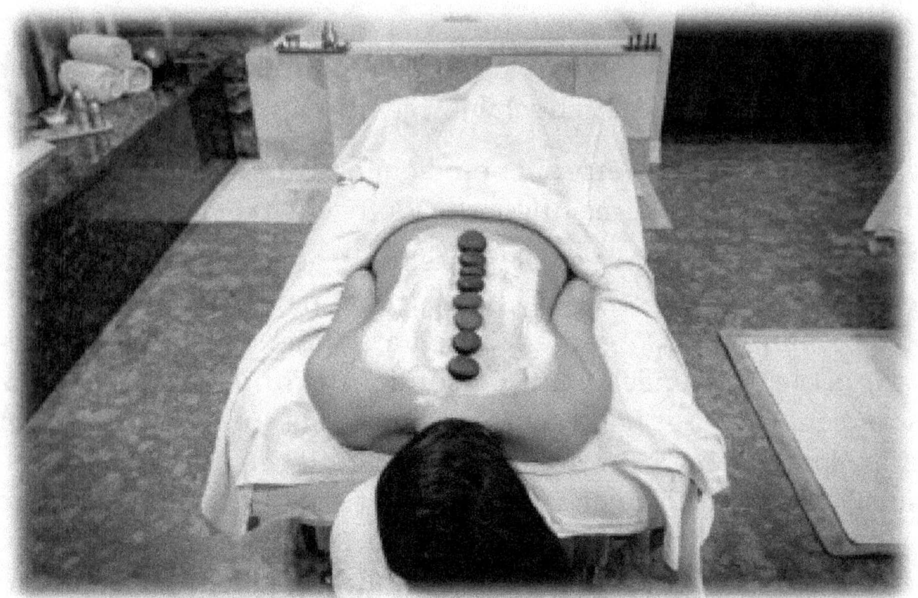

Passive Möglichkeiten der Erholung sehen für Menschen ganz unterschiedlich aus: Lesen, Yoga, Meditation, Gymnastik machen, Musik oder Hörbüchern lauschen, Gärtnern, Kochen, gemeinsam Grillen, Kaffeekränzchen, Home-Cinema, Tee-Time…

Aktive Möglichkeiten sind Trips jeglicher Art: Sightseeing von Schlössern und Parks, Zoobesuch, Radtouren, Inliner-Rallyes, Wanderungen in den Bergen, Stadtbummel.

Shoppen gehört übrigens laut Umfragen nicht zu den Lieblingsaktivitäten von Kindern."

„Wow, Relaxatio, das klingt gut! Super Ideen! Da werde ich das ein oder andere umsetzen…"

„Ja, für alle Familienmitglieder ist gerade in Zeiten von Corona ein regelmäßiger Tapetenwechsel wichtig. Gerade Mütter tendieren nämlich dazu, wenn Freizeit in den eigenen vier Wänden stattfindet, immer etwas nebenbei zu erledigen und letztendlich sich und damit der gesamten Familie die Ruhe zu stehlen.

Tapetenwechsel muss nicht immer Urlaub sein, es können auch Tagestouren gerne sportlich mit Fahrrad und Picknick sein.

Diese kleinen Auszeiten geben allen – Kindern und Eltern – die Möglichkeit, Energie zu tanken und Kreativität zu ermöglichen. Sie bilden die Basis für erfolgreiches Home-Officing und Home-Schooling."

„Oh ja, wer weiß, wer weiß, wann es wieder so weit ist. Um alle Familienmitglieder gleichermaßen zu motivieren, hat es sich als vorteilhaft erwiesen, den Familienrat einzuberufen und gemeinsam festzulegen, wohin die nächste Tour geht. Es ist wichtig, dass sich jedes Kind mit einbringen darf."

„Ja, Relaxatio, das stimmt." ergänzt Florella. „Auch bei der Urlaubsplanung sollte vor der Buchung ein ehrlicher Interessensabgleich erfolgen, damit alle auf ihre Kosten kommen. Abwechslung und immer mal Neues zu erforschen, macht nicht nur Kindern Spaß, sondern ist auch für Erwachsene wichtig, um dem Druck des Alltages Stand zu halten."

Nur gemeinsam sind sie stark

So zogen viele Monate ins Land und Florella setzte nach und nach viel, was sie von den Weisen mit auf den Weg bekommen hat, um. Ja, sie war meist zufrieden mit sich und der Welt. Sie lebte bewusster, nahm sich wieder gut wahr und traf Entscheidungen bewusst.

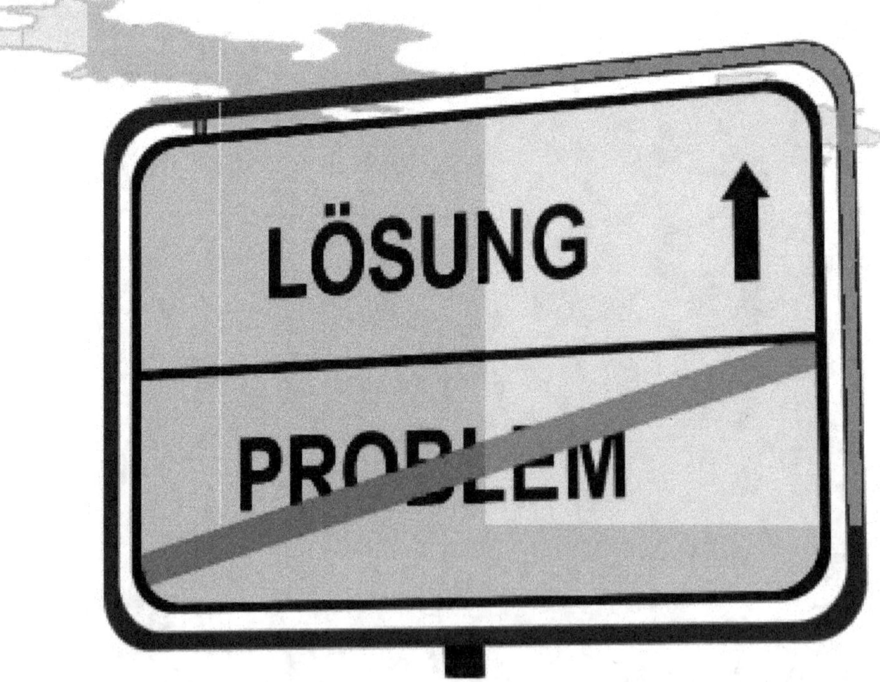

Dennoch: Nicht alles gelang ihr dabei auf Anhieb. Es gab Momente, da war ihr auf einmal alles zu viel, Tränen rollerten und auch Wut kam auf, Wut über sich selbst, wieder schwach geworden zu sein. Traurig war sie dann, es mal wieder nicht geschafft zu haben.

Doch gottseidank war Florella im tiefsten Kern eine starke Frau! Sie war clever genug, ihre Schwächen nicht zu verstecken, sie rief dann einen der sieben Weisen, eine Freundin oder ihre Mutter an und klagte ihr Leid, welches nach dem Gespräch schon deutlich weniger Gewicht hatte. ‚Geteiltes Leid ist halbes Leid‘ nach diesem Motto lebte sie fortan.

Manchmal war es ihr auch einfach zu viel, immer nur das richtige tun zu müssen, immer vernünftig zu sein... Manchmal wollte sie einfach so sein wie früher... sich gehen lassen. Psychologus grinste sie dann nur an und erwachte sie aus den meisten dieser Momente wieder voller Tatendrang, gewillt, ganzheitlich gesünder zu leben. Mit der Zeit wurden die Rückfälle immer seltener, bis sie sich ihr nur noch vereinzelt in den Weg stellten.

Florella war zu einer verantwortungsbewussten aktiven Frau voller Power herangereift.

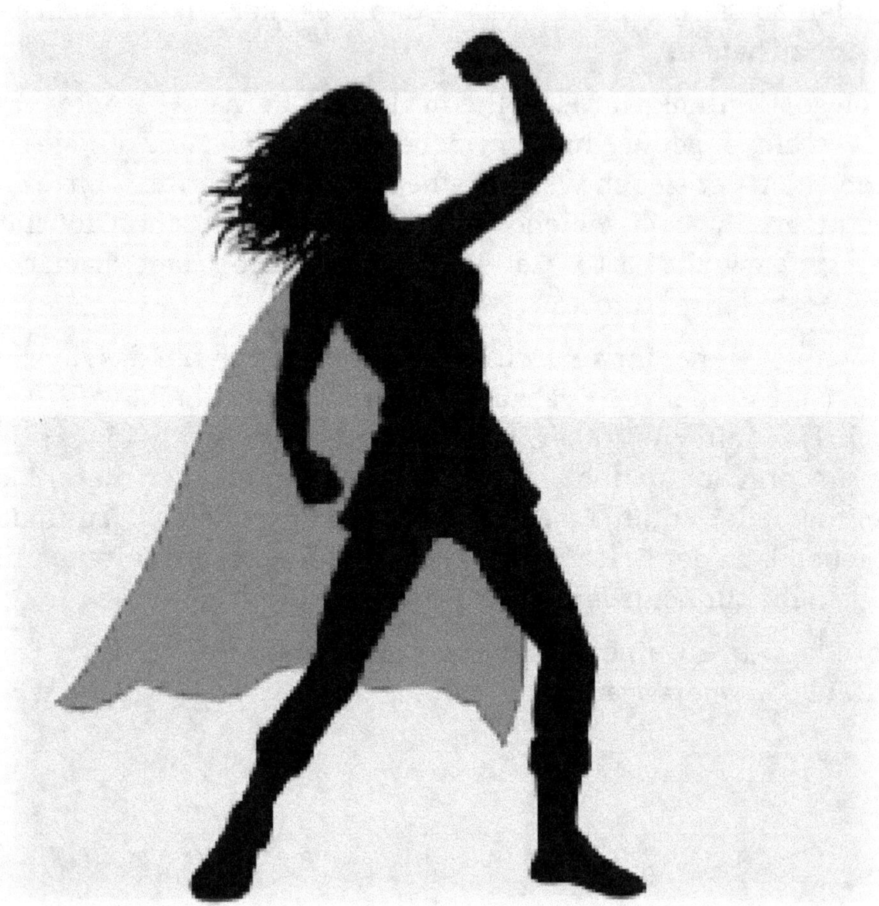

Structurella half ihr dabei sehr, sie war eigentlich ihre beste Freundin. Diese führte diese wichtigen regelmäßigen Treffen mit den sieben Weisen ein, bei denen Florella Rechenschaft über den Status ihrer Gesundheitsbemühungen ablegen musste:

> ► Medicus untersuchte sie und nahm ihre Werte auf
> ► Salus schaute auf die Fasten-App, welche ihre Essenspausen aufzeichnete, die die Autophagie ermöglichen sollten
> ► Olympus monitorte ihre Fitness-Tracker-Uhr, welche Bewegung, Sporteinheiten und Schritte trackte
> ► Somniculus analysierte ihren täglichen Schlafbezogen

auf Dauer, Schlafphasen, Bettgehzeiten
- ► Victus schaute, was ihr Tracker für Lebensmittel und Kalorien trackte, er überraschte sie auch immer mal beim Einkaufen oder beim Kochen
- ► Psychologus nahm sich Zeit, ihr Ess-Protokoll zu lesen, Auslöser für emotionales Essen zu identifizieren, mit ihr gemeinsam alten Ballast zu bearbeiten und gesunde Alternativen zu etablieren
- ► Relaxatio führte Florella in gemeinsamen autogenen Trainings, Yoga-Stunden und mit Musik dazu, selbst täglich bewusst in den Entspannungsmodus umzuschalten

Structurella lud zu diesen gemeinsamen Meetings zuerst Monatsweise ein und nach einem halben Jahr fanden nur noch quartalsweise Treffen statt. Florella war froh, solch eine liebenswürdige und organisierte Freundin wie Structurella zu haben.

Girls just wanna have fun!

Structurella brachte in letzter Zeit auch oft ihre Freundin Delicia zu Florellas Frauenabenden mit.

Delicia war etwas chaotisch und gewöhnungsbedürftig, aber sie wusste, was Spaß und Vergnügen bedeuteten. Mit ihr wurden Abende nie langweilig!

Die drei Frauen unternahmen in letzter Zeit auch häufiger etwas zusammen. Sie trafen sich tagsüber auf einen Tee, zu Yoga-Sessions, gingen, spazieren, joggen, kochten gemeinsam und genossen es auch abends zu feiern und Spaß zu haben. Konzerte, Theater oder Kabarett gehörten zu ihren Lieblings-Events, nicht zuletzt, weil sie dort auch immer wieder interessante neue Leute kennenlernten. Es gab durchaus den ein oder anderen jungen Mann, welcher Florella höchst interessiert hinterherschaute.

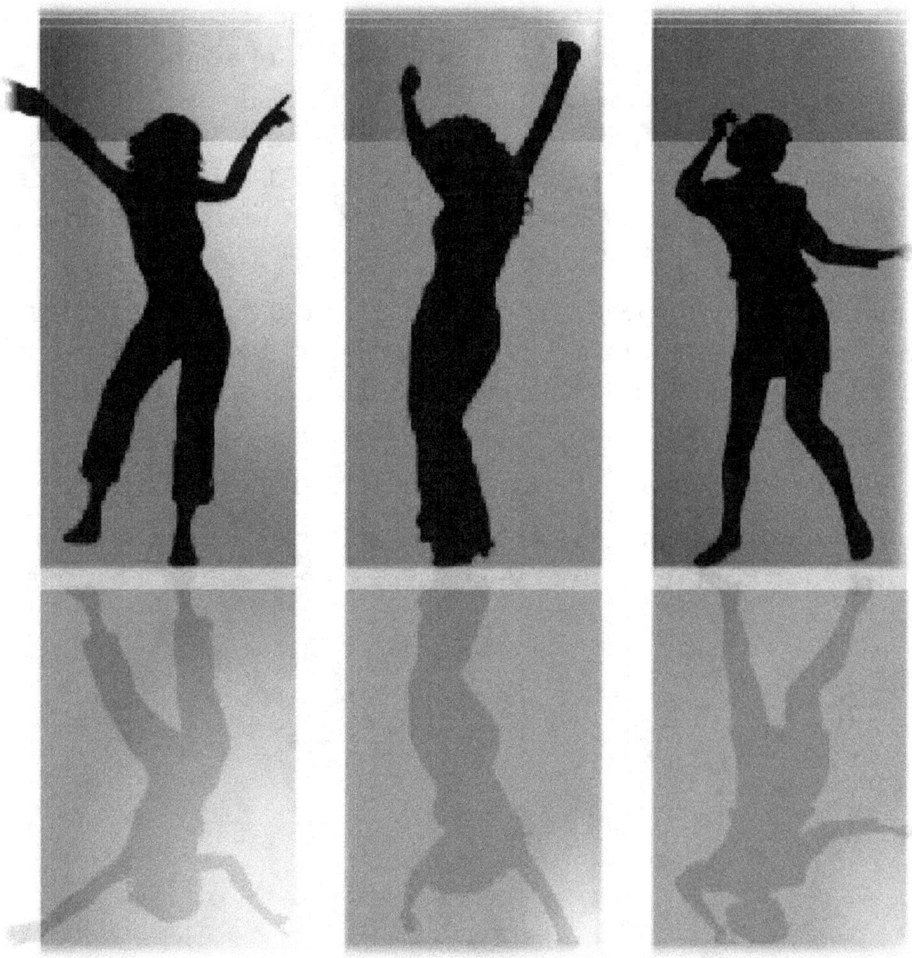

Diese Blicke nahm Florella zuerst eher verunsichert wahr und reagierte eher schüchtern oder besser gesagt gar nicht. Doch nach und nach wuchs ihr Selbstbewusstsein, sie schaute sich öfter im Spiegel an und fand das, was sie da sah, gar nicht so übel. Sie lachte auch generell mehr und konnte sich wieder mehr über die kleinen Dinge des Lebens freuen.

Sie begegnete neuerdings fremden Menschen offen und freundlich. Ihr Blick öffnete sich. Auch die interessierten Herren bekamen immer öfter ein Lächeln von Florella geschenkt. Und das ist kein Wunder...

Als mal wieder ein netter junger Herr sichtlich interessiert zu Florella rüber lugte, stupste Delicia diese kichernd an und flüsterte „Weißt du was, meine Liebe, dass regelmäßiger Sport, wozu auch Tanzen gehört, die weibliche Lust erhöht?! Schuld daran ist die bessere Durchblutung der Sexualorgane. Diese schütten einen Hormoncocktail aus Östrogen, Testosteron und Oxytocin aus-, der zur Steigerung der Libido führt."

Leicht errötet räuspert sich Florella und zwinkert ihrer Freundin zu „Aha, interessant! Na dann, let's go for it! Sport sorgt ja auch dafür, dass ich mich attraktiv fühle und selbstbewusst durchs Leben gehe...".

So taten es alle drei dann auch und die Herren legten die Ohren an.

Florella wurde zu einem Magnet für Menschen, sie empfand Selbstliebe und konnte wieder Liebe geben. Ihr ging es einfach nur gut!

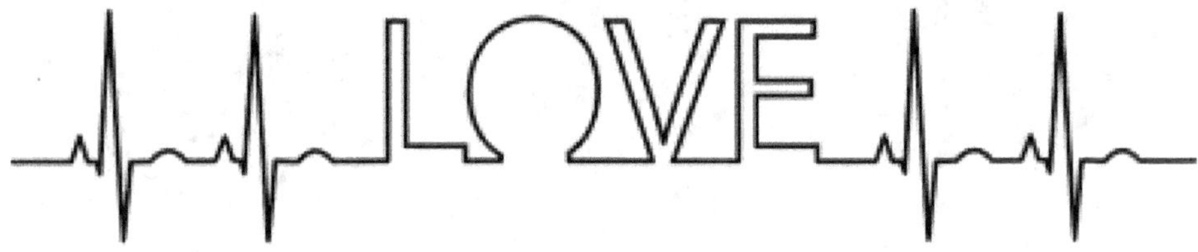

Wird der Fluch gebrochen?

Aber doch wusste sie ja, dass sie und ihr Reich mit einem Fluch belegt war und das stimmte sie immer wieder melancholisch.

Florella lebte nun vollkommen im Hier und Jetzt! Sie zog ihre Lebensumstellung weiter - mal mehr, mal weniger streng - durch und war zufrieden mit ihren Erfolgen. Es lief einfach bei ihr... Nix war mehr, wie es war.

Außer... ihre innere Stärke - die war noch da - diese Stärke ermöglichte es ihr überhaupt mit der Umstellung zu starten: diese Stärke gab ihr den Mut, hinzuschauen zu den Schmutzflecken, die sie eigentlich so gar nicht betrachten wollte und diese Stärke gab ihr den Mut, über Schwächen zu reden und sich Unterstützung zu beschaffen.

Nach anderthalb Jahren war es dann tatsächlich soweit: Florella hatte es tatsächlich geschafft von einer übermüdeten, übergewichtigen, energielosen, trägen, depressiven, gestressten, unzufriedenen, kranken, vorzeitig alternden, lethargischen und sich selbst isolierenden Frau zu einer energiegeladenen, fitten, schlanken, gut gelaunten, ausgeschlafenen, gesunden und aktiven und scheinbar 15 Jahre jüngeren authentischen, kontaktfreudigen zufriedenen Frau zu erblühen.

Sie war sicher nicht perfekt, aber definitiv auf dem rechten Weg! Und deshalb sollte am Erntedankfest auch Florellas Gipfelfest mit all ihren Freunden und der Familie stattfinden: sie hatte ihr Ziel erreicht – ihr Weg war ihr Ziel.

Als sie dies feierten, begann es auf einmal zu donnern, zu krachen, zu blitzen. So stellte sie sich einen Weltuntergang vor! Was war das? Alle blieben wir erstarrt stehen und schauten verängstigt zum Himmel.

Nach ein paar Sekunden hob sich der schwarze Schleier über Colorella, der Pechwald wurde plötzlich wieder grün in allen Schattierungen, farbenfrohe Vögel begannen zu zwitschern, Rehe und Hasen sprangen umher und eine magische Fee erschien: „Guten Tag, Florella, ich bin Invisibilia."

Florella schaute total überrascht. „G G G Guten Tag. Sie traute ihren Augen nicht!" stotterte sie.

„Du hast es geschafft! Gott sei gedankt! Es lag ein Fluch über dem Reich Colorella, dir und den sieben Königsöhnen. Diese waren in ihrer Ignoranz anderen Wesen und der Natur gegenüber und ihrem Egoismus damals nicht zu überflügeln. Und du warst in deiner Lethargie, deinem Opferdenken und deinem Pessimismus nicht zu übertreffen. Deshalb musste ich euch verfluchen, denn meine Aufgabe ist es, stets für Ausgleich, Gesundheit und Liebe auf Erden zu sorgen."

„Oh, danke. Das verstehe ich... Aber der Fluch wurde jetzt wie genau gebrochen?" fragte Florella unsicher.

„Der böse Fluch wurde gebrochen, indem jeder an seinen Baustellen arbeitete und sichtlich Erfolge vorzuweisen hat: die sieben Königssöhne, genauso wie du selbst, Florella. Ich wünsche dir jetzt ganz viel Glück und Gelingen auf deinem weiteren Weg!"

Mittlerweile hatten sich fast alle Bürger Colorellas versammelt und begannen zu juchzen und zu tanzen. Endlich war wieder farbenfrohes Leben möglich.

„Eines vergaß ich!" setzte Invisibilia nochmals an „Sobald sich hier im Königreich wieder Verhaltensweisen einschleichen, die gegen Ausgleich, Gesundheit und Liebe arbeiten, wird sich der Fluch erneut über das Reich legen und alle Bürger wären dann verflucht und müssten Prüfungen schwerer denn je ablegen, um den

Fluch wieder zu brechen..." sprach Invisibilia und schwebte von dannen.

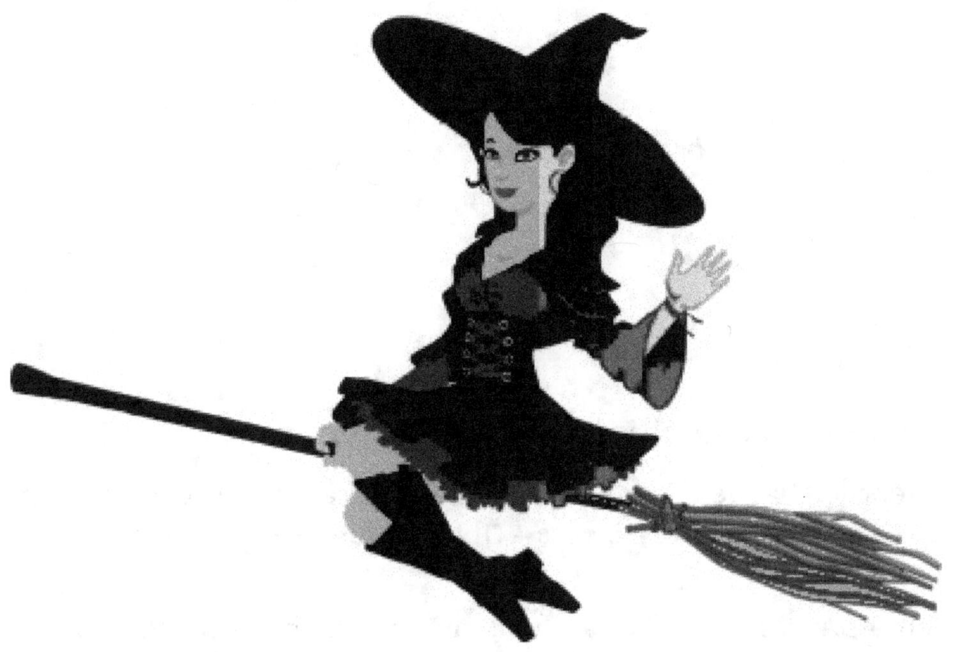

Die Moral von der Geschicht'

... gibt es die?

Diese Frage kann sich jeder selbst beantworten...

Eventuell hat der ein oder andere Leser erkannt, dass es einen Weg aus dem Teufelskreis: Stress – Übergewicht – Schlafstörung - Depression gibt!

Ich, als Autorin dieses Märchens, möchte noch ein paar Gedanken zu meinem Werk "Fluch über Colorella" teilen...

Ich hoffe, meinen Lesern ein paar zauberhafte leichte Stunden bereitet zu haben! Vielleicht hast du ja auch etwas mitgenommmen... wissenschaftlich, methodisch oder einfach nur menschlich?

Hat es dir gefallen, Florella zu begleiten? Magst du sie?

Ja?! Dann lade ich dich wirklich von ganzem Herzen ein, sie in weiteren Lebensphasen zu begleiten. Ihr Weg wird in weiteren Büchern der Change Rocks Academy beschrieben.

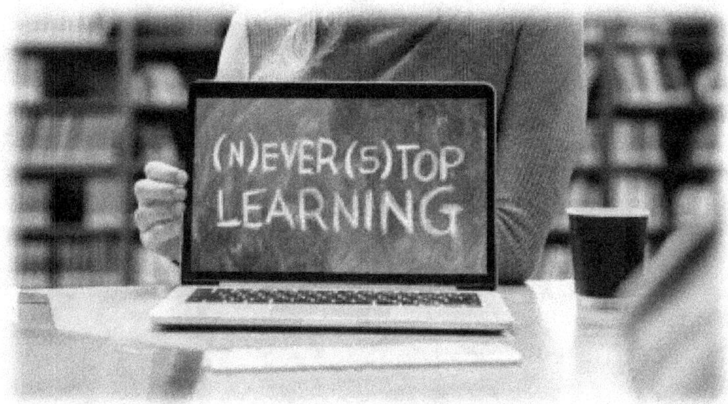

Florella entwickelt sich immer weiter, sie wird immer wieder steinige Wegabschnitte meistern müssen. Aber sie traut sich, diese Wege zu gehen!

Aber getreu dem Motto ‚Change rocks!' nimmt Florella jede Hürde irgendwie, ja wächst sogar daran!

... und bleibt doch stets sie selbst! Und das ist gut so! Sie ist gut so, wie sie ist, auch wenn sie hier und da nicht gut genug für diverse Skalas dieser Welt ist, interessiert sie das nicht wirklich... sie bleibt sich und den Maximen von Invisibilisa treu.

Deine Maria Sommer

Leidenschaftliche

Mit-Begründerin der

Change rocks! Academy

Impressum

Inhaltsverzeichnis:

MARIA SOMMER

Die Moral von der Geschicht'

Impressum